J'accouche.

À mes enfants, Noah, Lilly-Rose et Lucas, mes trois sources d'inspiration. À mon mari Thomas, mon binôme of the century.

Remerciements

Je remercie du fond du cœur les milliers de mamans que j'ai rencontrées virtuellement à travers l'aventure Les Ptits Mwana. C'est grâce à vous que j'ai réalisé l'impact positif que pouvaient avoir les récits d'accouchement sur les futures mamans et que je me suis lancée dans l'écriture de ce livre. Vous êtes ma principale source d'inspiration.

Merci à toutes les mamans qui ont généreusement accepté de partager l'histoire de leur accouchement et qui m'ont encouragée lorsque l'idée d'écrire ce livre m'est venue, merci pour votre confiance et votre soutien.

Merci à mon mari pour m'avoir encouragée à poursuivre mon désir de me lancer et m'avoir encouragée et obligée à aller au bout à chaque fois que je baissais les bras.

Merci à tous ceux qui m'ont encouragée de près ou de loin dans la réalisation de ce projet. Merci à Célia Hughes, mon amie sage-femme, pour sa contribution. Merci à Igal Chelly, mon ami Designer, pour son travail et sa grande patience.

Merci à la vie de m'avoir permis de vivre intensément ces trois accouchements naturels qui ont transformé ma vie. Il s'agit des trois premiers accouchement de ce livre.

Merci à toutes les mamans et futures mamans qui liront ce livre.

Je souhaite profondément que ce livre accompagne des milliers de futures mamans pendant leur grossesse et qu'il les aide à aborder leur accouchement avec plus de confiance et de sérénité.

Une douce pensée et un grand merci à Paloma Chaumette, la sage femme qui a révolutionné ma vision de l'accouchement.

Chaleureusement.

Table des Matières

Tant qu'il y aura de la vie, il y aura des récits d'accouchement !

Il y a quelques années, j'ai eu la chance de vivre une aventure extraordinaire à travers Les Ptits Mwana, une communauté en ligne pour jeunes mamans et futures mamans sur laquelle elles ont beaucoup partagé sur le thème de l'accouchement.

J'ai pu constater que les mamans adorent raconter l'histoire de leur accouchement. Elles ont besoin d'en parler, d'échanger, de décortiquer chaque détail, de vivre et revivre chaque instant. Pour certaines, partager son accouchement est une façon d'immortaliser ce moment intense afin de pouvoir le revivre à chaque lecture. Avec le temps, tellement de détails nous échappent ! Notre cerveau fait le tri et déforme au point que ce qu'il nous reste est loin de la réalité.

Lorsqu'un récit d'accouchement est écrit, à sa relecture, ce sont tous les souvenirs qui reviennent, toutes les émotions qui remontent. On est même surprise de redécouvrir son propre accouchement parce qu'il y a beaucoup de détails que l'on omet avec le temps. Et au-delà des souvenirs, ce sont également les sensations qui reviennent ; on arrive à ressentir l'intensité de l'instant, l'intensité des contractions et c'est une émotion très particulière. On peut l'assimiler à l'écoute d'une chanson qui ravive tous les souvenirs qui y sont associés ou encore les odeurs qui nous font voyager dans le passé.

Il y a également parfois un côté thérapeutique dans l'écriture d'un récit d'accouchement. Pour certaines mamans, partager son histoire est un moyen d'exorciser la douleur ou la déception des événements qui n'ont pas été à la hauteur de leur attente ou qu'elles ont mal vécus psychologiquement.

L'une des choses les plus touchantes que j'ai pu observer sur la majorité des récits d'accouchement, c'est cette volonté d'aider les autres mamans, ce désir de partager et de se rendre utile. Beaucoup commencent par "J'ai tellement lu de récits sur cet espace, aujourd'hui c'est à mon tour de partager" ou se terminent par "J'espère que ce récit pourra servir à d'autres mamans". Celles qui partagent l'histoire de leur accouchement sont très heureuses de le faire et ont vraiment cette envie d'aider. Il existe une belle solidarité entre mamans et c'est très touchant.

Je ne serais pas surprise de voir un jour naître des meetup autour des récits d'accouchements pour échanger nos expériences entre mamans. Ce serait une drôle mais jolie façon de se connecter à d'autres mamans ; ce serait également un excellent moyen de trouver de l'écoute et du support auprès d'elles. Un accouchement est un événement si important dans la vie d'une femme qu'il mérite qu'on en parle longuement. Il nous chamboule, nous transforme complètement de l'intérieur, au sens propre et figuré. J'éprouve moi-même une telle émotion chaque fois que j'évoque mes accouchements ; ce sont toutes les émotions qui remontent, c'est quelque chose d'intense et d'unique.

Hormis les méthodes de préparation classiques, lire des récits d'accouchement est également une manière de se préparer à son propre accouchement. Même si chacun est unique, on en apprend beaucoup en découvrant comment cela s'est déroulé pour d'autres mamans. Cela démystifie le moment, le dédramatise et donne une idée de ce qui peut arriver. Au-delà du caractère informatif, la lecture de récits d'accouchements inspire les futures mamans, elles prennent confiance en elles et en leur capacité à donner la vie. Ces lectures aident à prendre conscience du fait que notre corps est une machine bien faite, et qu'il est fait pour donner la vie.

Je vais donc vous laisser découvrir la magie de ces récits à travers ces différentes histoires partagées par de généreuses mamans. Je vous laisse vous plonger au cœur de leur accouchement et partager leurs émotions. Je n'ai pas souhaité me concentrer sur un type d'accouchement en particulier parce qu'il n'y a pas qu'une seule façon d'accoucher et parce que tous ces accouchements, même les plus difficiles, racontent une histoire intense et unique avec un dénouement commun, la venue au monde.

À toi future maman qui me lis, nous allons passer quelques heures ensemble à parler d'accouchements en tout genre. Mon plus grand souhait est que tu finisses cette lecture en confiance et inspirée pour le tien, que tu découvres ces nombreuses façons de pouvoir garder le contrôle. Je te souhaite également que ces récits apaisent tes angoisses, tes peurs, tes doutes et que tu te sentes mieux préparée pour vivre pleinement et sereinement ce grand moment.

Les récits d'acouchement qui vont suivre racontent les accouchements tels qu'ils se sont vraiment déroulés, ils ont été parfois adaptés. Aussi, afin de préserver l'anonymat des mamans, tous les détails permettant de les identifier ont été modifiés ou supprimés.

J'accouche à l'hôpital
sans péridurale

Maman - Naturel - Non médicalisé - Sentir - Ressentir - Douleur - Confiance - Communion - Fusion - Travail - Dilatation - Col - Vague - Bébé - Contrôler - Courage - Amour - Mère - Cloc - Vocalises - Oooooommmmmm - Poche des eaux - Liquide chaud - S'abandonner - Accélérer - Transition - Contractions - Ventre - Perdre pied - Placenta - Doula - Sage-femme - Harmonie - Ballon - Baignoire - Dos - Aiguille - Douche - Anesthésiste - Médecin - Accoucher - Naissance - Vie - Gynécologue - Eau chaude - Obstétricien - Souffler - Position- Hôpital - Se projeter - Ralentir - Ressentir - Bassin - Descente - Engagé - Utérus - Désespérance - Maîtrise - Monitoring - Physiologique - Liquide amniotique - Accouchement - Plan de Naissance

Tu accoucheras dans la douleur

Juillet 2008 - 21h de travail

HÔPITAL - VOIE BASSE - 1ER ACCOUCHEMENT - À TERME - NON DÉCLENCHÉ - TÊTE EN BAS - SANS PÉRIDURALE - GROSSESSE SIMPLE

Enfin je trouve quelques grosses minutes pour garder une trace écrite de mon accouchement. Expatriée à San Francisco, j'y ai mené toute ma grossesse. J'étais angoissée au début à cause de la langue, le fait de ne pas réussir à communiquer pleinement, mais finalement tout s'est vraiment bien déroulé et j'ai beaucoup apprécié le suivi médical dont j'ai bénéficié. C'est donc avec un personnel médical ne parlant qu'anglais que j'allais faire naître mon premier bébé. Voici donc le récit de la naissance de mon bébé tant désiré.

Le 8 juillet, je remarque que Noah bouge beaucoup moins dans mon ventre. Cela m'inquiète mais je décide d'attendre mon rendez-vous hebdomadaire avec le gynécologue le lendemain.

Lors du rendez-vous, mon gynécologue me dit que mon col n'a toujours pas bougé, il est long et fermé, mais la tête, elle, est descendue. Étant donné que je trouve que le bébé bouge moins, il me demande de faire un examen de stress l'après-midi. Lors de l'examen, j'ai droit à un monitoring et une petite écho. Noah va bien et a juste décidé d'être plus calme. Peut-être prend-il des forces pour le grand jour.

L'après-midi même, je décide d'en finir avec la préparation de la chambre. Je lave et repasse donc les derniers vêtements, je refais le lit et range toutes les affaires qui traînent.

Après quelques heures à m'affairer, tout est nickel. Le soir, avant de me coucher, j'ai ma petite discussion avec Noah, je lui demande de venir au monde le lendemain matin mais surtout de me laisser passer une bonne nuit. Je dis à mon homme de ne pas aller au boulot le lendemain parce que je vais perdre les eaux à 10h. Il se moque bien de moi.

Pendant la nuit, j'ai pas mal de contractions vraiment très fortes mais pas douloureuses du tout. Noah se remet à gigoter très fort toute la nuit.

Je suis contente de le sentir de nouveau très actif.

Le lendemain, 10 juillet, je me réveille à 9h30. Je me dis que je vais certainement perdre les eaux, en tout cas j'en rêve. J'ai quelques contractions comme d'habitude. Rien de douloureux et de répétitif. Je discute avec Thomas et je sens comme un liquide sortir de mon vagin. Ça attire mon attention mais je me dis que ce sont certainement des pertes abondantes. J'en ai un peu pris l'habitude pendant toute la grossesse.

À 10h, je décide de me lever pour aller aux toilettes et à peine debout, je sens un liquide chaud dégouliner le long de mes cuisses. Je n'en crois pas mes yeux. Calmement je dis à Thomas que je perds les eaux. On allume la lumière et on aperçoit des petites flaques d'eau ici et là. Je vais donc prendre ma douche. Je suis vraiment surprise que les choses se passent comme je le voulais. Je suis très excitée parce que la rupture de la poche des eaux annonce le point de non-retour. Nous allons donc rencontrer Noah très bientôt ! Dans le même temps je suis calme, un petit peu anxieuse également, je me demande comment les choses vont se passer.

Après avoir pris ma douche, Thomas prend la sienne. Je passe un coup de fil à mon gynéco qui me demande de venir à son cabinet dès que possible. Il est 11h. On fait des provisions de jus de pommes, bonbons Haribo et biscuits. On prend les sacs de maternité et tous les appareils électroniques puis on part à l'hôpital en passant par la case boulangerie où j'achète des viennoiseries.

Nous arrivons vingt minutes plus tard et le gynécologue m'examine tout de suite. Mon col est dilaté de deux centimètres ! Je suis contente. Il vérifie qu'il s'agit bien du liquide amniotique, et c'est le cas. Il nous demande d'aller à la maternité. Il ajoute qu'on me mettra sous perfusion d'ocytocine afin d'accélérer le travail, ce que je refuse lui disant que je veux laisser les choses aller naturellement. Il me dit que si je n'ai pas accouché le lendemain à 10h, on me fera certainement une césarienne, la poche des eaux étant rompue et le risque d'infection élevé.

Nous arrivons à la maternité dix minutes plus tard. Là-bas, on me monitore pendant deux heures. J'ai des contractions toutes les cinq minutes qui durent presque une minute. Je ne souffre pas du tout. L'infirmière nous dit qu'on peut rentrer chez nous et attendre que les contractions deviennent plus fortes.

Nous rentrons donc chez nous. Je me souviens de ma maman, en France, furieuse qu'on me laisse rentrer chez moi alors que j'ai perdu les eaux et disant que c'est du grand n'importe quoi et qu'en France on m'aurait gardée à l'hôpital. Je dois faire abstraction de ces pensées et me dire que les médecins font ce qu'il y a de mieux pour moi. Après tout, je ne suis pas en France, je n'ai pas d'autres choix que de faire confiance à mes médecins ici.

À la maison je prends le temps de manger un plat de pâtes à la bolognaise, on écoute de la musique. Je suis sur ma swiss ball et je fais des mouvements de bassin. Les contractions sont plus fortes mais ne me font toujours pas mal. Je continue de perdre du liquide amniotique par épisodes. À 16h00, en allant aux toilettes, je vois du sang dans mes pertes ce qui m'inquiète très vite. Nous retournons donc à la maternité où j'emmène ma swiss ball après avoir passé trois heures au calme, chez nous.

Arrivés à la maternité, on m'examine puis monitore. Je suis dilatée à 4 cm, en plein travail actif. Il est 16h30 et je ne souffre toujours pas. On est maintenant en attente pour qu'on nous monte dans ma chambre d'accouchement. On écoute de la musique, on fait de petites vidéos, je passe des coups de fil ici et là, assise sur ma swiss ball, on prend des photos. On rêve de Noah. Je suis détendue. Entre temps, mon gynéco passe nous voir et nous dit que j'accoucherai vers minuit ou une heure du matin. On est contents.

Vers 18h, les contractions commencent à devenir un petit peu douloureuses. Je ne peux plus parler quand une contraction commence mais la douleur est vraiment gérable, un bon 3 sur 10 sur mon échelle de douleur. Ça va encore.

Vers 19h, je vomis tout ce que j'ai dans le ventre à la suite d'un mal soudain d'estomac. Ça me soulage beaucoup. Et pour ce qui est de la douleur, ça va toujours.

À 20h, notre chambre est prête, nous nous y rendons avec tous nos bagages installés sur le fauteuil roulant – fauteuil qui devrait être le mien. Arrivés dans la chambre, on m'examine et je suis dilatée à six centimètres. Le travail suit vraiment bien son cours et je n'ai pas beaucoup souffert jusque-là.

Mais durant les trente minutes qui suivent, les contractions commencent à devenir vraiment douloureuses. Ça va si vite que la douleur me prend par surprise. Je serre la main de Thomas à chaque contraction, j'ai besoin de toujours avoir une de ses mains dans la mienne. Sur mon échelle de douleur, la douleur est maintenant à 6 sur 10. Entre les contractions je bois du jus de pommes, beaucoup de jus pommes. J'ai l'impression d'être déshydratée.

À 23h, la douleur monte encore d'un cran, voire deux. 8 sur 10. Mon col est dilaté de 8 cm et selon mon gynéco, je devrais accoucher, du moins commencer à pousser vers 1h du matin.

Pour accélérer un peu les choses, il demande à ce qu'on me mette sous ocytocine, ce que j'accepte à condition que la dose soit la plus faible possible.

Trente minutes plus tard, je commence à souffrir intensément. J'ai atteint le sommet de mon échelle de douleur et la route semble encore longue. Allez comprendre la suite !

Pendant les contractions, j'émets des sons graves genre "Aaaaaaaaaaaaaaah", je gémis également. La douleur est si insoutenable que j'en écrase les mains de Thomas. Pendant les moments de répit, Thomas m'encourage. Dans un moment où je désespère, il me dit : "Ça va aller, on y est presque !", et je lui réponds "On ? C'est moi qui fais tout le travail !", puis on éclate de rire. On a droit à trois petits fous rires comme ça avant que mon état psychologique ne se dégrade complètement.

Vers 00h30, les contractions sont rudes, j'ai l'impression que je vais mourir. J'éclate en sanglots toutes les trois ou quatre contractions. Je pleure comme une enfant, je répète "Maman" sans cesse. Thomas me console, puis je me ressaisis. Il y a des contractions que je gère vraiment bien, je respire, je me concentre sur un point, puis il y en a d'autres où je gémis fort. Mes gémissements sont de plus en plus forts. Dans ma tête je pense à la péridurale, mais je n'ose pas prononcer ce mot, je ne veux pas.

À 1h00 du matin, après examen du col, je suis toujours à 8 cm. Après deux heures de souffrance, rien n'a bougé. Absolument rien. Je me mets à pleurer de nouveau, pleurer de désespoir. Chaque contraction est une épreuve, j'ai mal au bas ventre. C'est l'enfer.

Les nausées refont surface, je crache sans arrêt, puis je vomis de nouveau. Il n'y a pas grand-chose, j'ai mal à l'estomac.

Je suis là, semi allongée, sur le dos, dans ce lit, et j'ai l'impression d'agoniser. L'accouchement prend une tournure que je n'ai pas du tout envisagé, je ne m'attendais pas à cela. Moi qui avais envisagé un accouchement où je serais active, où je bougerais pour aider le travail à avancer, où je ne serais pas allongée sur le dos, je suis là, sur le dos, dans ce lit. Je faiblis psychologiquement, je sens que je perds le contrôle.

À 2h00 du matin, après mon nouvel examen du col, je suis toujours à 8 cm ! Je désespère. Le gynécologue sait que je ne veux pas de péridurale et que je ne veux pas en entendre parler. Je ne veux pas qu'on prononce ce mot parce que sinon je vais flancher. La douleur est à 13/10. Je veux mourir.

Le gynéco me dit qu'on peut me donner des anti-douleurs, sorte de doliprane par intraveineuse, ce que j'accepte. Les contractions deviennent ainsi un peu plus supportables, au point que je m'endors légèrement entre chaque contraction et me fais réveiller par la douleur à la suivante.

À 3h00 du matin, nouvel examen et toujours 8 cm. Maudits 8 cm ! Les anti-douleurs ne font plus effet. La douleur est de retour, et elle est bien présente. Je souffre le martyre, je pleure toutes les larmes de mon corps. Le gynécologue demande qu'on augmente les doses d'ocytocines, il s'inquiète du travail qui n'avance plus. Je ne suis pas près de sortir de mon martyre.

Les contractions deviennent encore plus fortes. La douleur est juste indescriptible. Je hurle à chaque contraction. C'est horrible. J'écrase les mains et bras de Thomas. Lui me regarde souffrir sans rien pouvoir faire. Il m'encourage comme il le peut.

La sage-femme présente veut m'aider et me donne quelques conseils de respiration. Je l'envoie paître impoliment en lui disant que ça ne marche pas. Je crie de douleur.

À 4h00, je suis à 9 cm. L'ocytocine semble faire son effet et je le ressens vraiment. Je n'en peux plus. Je suis fatiguée, exténuée. La douleur me paralyse.

À 5h00, je suis enfin à 10 cm. Contente. Soulagée. La poussée va pouvoir commencer.

Dans mon plan de naissance j'avais marqué que je voulais accoucher en squat ou debout. Mais après 19h de travail, je change d'avis et je reste en position allongée.

Le gynéco m'explique comment pousser efficacement :
- le menton sur la poitrine
- les épaules décollées du lit
- attrapes mes jambes et les ramener vers soi
- pousser avec le ventre et pas le visage
- bloquer sa respiration pendant la poussée
- faire 3 poussées pendant une contraction

J'ai donc ma première contraction et j'essaie de mettre en pratique ces conseils. Je ne le fais pas très bien, j'ai l'impression que rien ne se passe et je suis si maladroite. Mais le gynéco me dit que je me débrouille bien.

Puis la deuxième contraction arrive. Je fais bien la première et la deuxième poussées puis je ressens une douleur tellement aiguë que mes jambes se mettent à trembler. Je hurle de toutes mes forces tellement j'ai mal et je refuse de faire la troisième poussée. Je hurle et me tortille dans tous les sens. Thomas commence à paniquer, complètement déstabilisé par la façon dont je réagis. Je hurle de douleur ; sur mon échelle de douleur, j'en suis bien à 20 sur 10.

Quand je demande à la sage-femme combien de temps ça peut durer avant que Noah n'arrive, elle me répond que ça dure deux heures en moyenne pour un premier enfant. Et là je commence à pleurer de nouveau, je ne pousse que depuis quinze minutes et les poussées me paraissent infaisables.

Mais la magie des contractions pendant la poussée, c'est que lorsqu'une contraction arrive, il n'y a pas trente-six solutions, soit on souffre, soit on pousse.

Lorsqu'arrive la troisième contraction, au milieu de la deuxième poussée, je commence à partir en cacahuète tellement la douleur est intense. Je ferme les jambes, Thomas et la sage-femme doivent me les tenir. Puis je décide de quitter la pièce. Je dis à Thomas : "Aide-moi, aide-moi, j'ai mal, j'y arrive pas, c'est trop dur, je veux partir" et je me rapproche de plus en plus du bord du lit. Je crie à la sage-femme "À l'aide, à l'aide, donnez-moi quelque chose". Je pleure. Thomas m'engueule et me dit qu'il faut que je pousse.

Et plus les contractions s'enchaînent, plus je suis mal. Je ne fais jamais les trois poussées. Je sens que je vais m'évanouir, je grelotte, j'ai froid et chaud.

Entre chaque contraction, Thomas m'asperge avec le brumisateur et je prononce le mot "drink". La sage-femme me ramène un grand verre de jus de pomme. Je prends une gorgée grâce à la paille puis je m'effondre sur le lit.

Elle me parle de gérer la douleur par la respiration. Je l'envoie paître à chaque fois. Toutes ces théories lors des cours d'accouchement, du bullshit en barre !

Au bout d'une heure de poussée, je commence à m'endormir entre les contractions. Bien sûr il s'agit d'un sommeil très léger, puisqu'à chaque contraction je dois pousser.

À un moment, Thomas regarde ce qui se passe en bas et veut le partager avec moi. Je lui dis que je ne veux pas le savoir. Je pense qu'il voit un bout de tête. Mais je sais combien ça peut prendre de temps entre le moment où l'on voit la tête et celui où elle sort. La sage-femme me dit que je me débrouille bien, elle est très enthousiaste. À chaque fois qu'elle veut me dire ce qui se passe, je demande à Thomas de lui dire de se taire.

Les poussées sont rudes. Thomas m'aide en attrapant une de mes jambes. Pendant que je pousse, j'attrape les vêtements de la sage-femme et je tire sur le cou de Thomas. Les pauvres ! Ça me paraît interminable, mais dans le même temps je n'ai plus la notion du temps. Je suis comme endormie. Il est déjà 6h du matin et ça fait presque 24h que je suis réveillée. La souffrance de ces dernières heures m'a bien amochée.

Il m'arrive de réussir à faire les trois poussées et parfois je n'en fais que deux, mais la plupart du temps je finis en tremblant de douleur.

Le gynéco fait couler du liquide sur mon vagin et avec ses doigts essaie d'ouvrir en faisant tourner son doigt autour. C'est douloureux, ultra désagréable, j'ai l'impression qu'il me déchire. Je crie de douleur.

Je suis vraiment désespérée, mais je n'ai pas d'autres choix que de pousser. Je veux que ça se termine vite. Dans ma tête je regrette de ne pas avoir pris de péridurale.

À quinze minutes de la fin, Thomas me dit que c'est bientôt fini. Effectivement, mon gynécologue s'habille avec sa blouse, met des lunettes et sort tous ses outils. Je sens que ça s'affaire et que justement le moment va bientôt arriver. Du coup j'ai un regain d'énergie.

Mes poussées deviennent vraiment efficaces. Je vais jusqu'au bout, malgré la douleur. Je commence à sentir la tête sortir. Là, le gynéco me dit qu'il faut que je fasse vraiment bien les poussées si je veux qu'il sorte vite.

Alors que je pousse, je sens que je suis en train de me déchirer, mais je pousse quand même. Je pousse de toute mes forces et à un moment, je sens que la tête sort. On me demande d'arrêter de pousser et je dis que je n'arrive pas à m'arrêter, qu'il faut que je pousse. D'après ce que Thomas me dit, le cordon ombilical est autour du cou de Noah, mais rien de dangereux puisque le gynéco le retire en quelques secondes. Je pousse de façon incontrôlée, je n'arrive pas à me retenir, et d'un coup, je sens le reste du corps sortir et plein de liquide avec. Je l'entends pousser son premier cri.

Noah naît à 6h53 le 11 juillet 2008.

On le pose directement sur moi. Le contact avec son corps chaud et tout visqueux est magique. Je me souviens encore de ce que je ressens à ce moment. Il s'arrête de pleurer au bout de quelques secondes puis se met à ouvrir grands ses yeux tout brillants.

Quant à moi, je ne le quitte pas des yeux, je lui caresse le corps, je le découvre.

J'ai accouché dans la douleur, sans péridurale, et je l'ai fait par choix, parce que je pense que c'était la meilleure décision pour moi et mon bébé. Je suis si fière de moi.

Ça aura duré en tout 21h. Je m'en sors avec deux déchirures classiques, selon le gynécologue. Noah prend sa première tétée 20 à 30 minutes après sa naissance. Deux heures après l'accouchement, je suis debout, nous pouvons lui donner son premier bain et l'habiller puis nous rejoignons notre chambre postpartum.

Voilà donc mon récit d'accouchement. Un petit peu long je l'avoue, mais au moins c'est écrit et ça le restera.

Bizarrement, malgré la douleur, j'en garde un souvenir vraiment inoubliable et émouvant. Et si c'était à refaire, je le referais dans les mêmes conditions.

***

"10 ans plus tard… À chaque fois que je relis cet accouchement, j'arrive à revivre les émotions de mon accouchement comme si j'y étais. Je me souviens parfaitement de l'intensité de la douleur, cette douleur qui a été la pire que j'ai connue dans ma vie.

J'ai eu deux autres accouchements sans péridurale par la suite et j'ai compris que cet accouchement n'a pas été aussi bien mené que je le pensais. Je l'avais idéalisé. Toute cette ocytocine sans effet sur mon col à part la douleur… sans oublier le fait que je sais aujourd'hui que quand j'ai commencé à pousser, mon bébé n'était pas encore bien descendu, d'où cette horrible douleur qui a failli me faire quitter la table d'accouchement.

Ce que le récit ne raconte pas, c'est qu'après avoir poussé pendant deux heures, j'ai eu d'horribles hémorroïdes et la déchirure m'a beaucoup fait souffrir. Le post partum n'a pas été simple et ça a pris environ six semaines à guérir.

Ce premier accouchement, je l'ai trouvé parfait au début, et un peu moins aujourd'hui avec le recul et l'expérience des deux autres. Mais je ne changerais les choses pour rien au monde.

Mon fils va avoir 10 ans et quand il sera un peu plus grand, je lui ferai découvrir l'histoire de sa venue au monde."

S'en remettre à sa sage-femme

Mars 2010 - 10h de travail

HÔPITAL - VOIE BASSE - 2ND ACCOUCHEMENT - À TERME - NON DÉCLENCHÉ -
TÊTE EN BAS - SANS PÉRIDURALE - GROSSESSE SIMPLE

Se dire qu'on veut accoucher une première fois sans péridurale et le faire, c'est une chose. On est pleine d'ambition, on se sent forte et prête à relever tous les défis. Bref, on ne sait pas trop à quoi s'attendre comme douleur donc on y croit dur comme du fer et on se dit qu'on sera plus forte que tout.

Accoucher une seconde fois sans péridurale c'est autre chose. Les contractions archi-douloureuses, on les connaît, on les a côtoyées de trop près et on appréhende la rencontre prochaine.

Voici donc le récit de mon second accouchement qui a eu lieu le 25 mars 2010 à la clinique "Les Martinets" à Rueil-Malmaison. Il sera, j'en suis sûre, très très long alors bonne lecture !

Une semaine avant mon accouchement je décrète officiellement que mon accouchement aura lieu le 25 mars. Je le pressens très fort et mon corps aussi. Et puis le 26 mars c'est le début de Koh-Lanta donc je me suis dit que ce serait plus sympa si ma petite miss était déjà parmi nous :)

Aussi, j'ai choisi d'accoucher avec une sage-femme libérale, recommandée par mon gynécologue parce qu'elle est axée sur les accouchements naturels. Mon premier accouchement a eu lieu à San Francisco (*la naissance de Noah*) et accoucher en France m'angoisse un petit peu - oui c'est le monde à l'envers - du fait que je ne sais pas comment cela s'y passe. Du coup je suis contente d'avoir une sage-femme rien que pour moi. Je sais que c'est avec elle que j'accoucherai, elle s'appelle Paloma.

Je lui raconte mon précédent accouchement, ce travail si long et surtout les deux heures de poussée. Elle me dit que ça n'est pas normal d'avoir poussé aussi longtemps et qu'on m'a sûrement fait pousser trop tôt. Elle m'assure que je ne pousserai pas pendant deux heures et que tout ira bien.

Le mercredi 24 mars, j'ai rendez-vous avec elle pour un monitoring et pour mesurer au toucher la taille de mon bassin, le but étant de voir s'il est suffisamment large pour que le bébé passe. Après examen du col, je lui demande si elle pense que mon accouchement est imminent. Et elle me répond qu'il aura lieu avant la fin de la semaine, et moi de lui rétorquer "ce sera pour demain". Puis elle me dit "Si tu penses que c'est pour demain, alors je vais mettre ton dossier dans mon sac à main", ce qu'elle fait devant moi avant qu'on ne se dise à demain.

Sur le chemin du retour, les contractions commencent. Rien de très particulier parce que des contractions régulières j'en ai depuis un petit moment. Mais je sens que là c'est vraiment différent.

On arrive à la maison vers 17h. Je demande à Thomas qu'on fasse une petite séance photo ensemble afin d'immortaliser mon bidon. Je boucle ensuite ma valise et celle de la miss. Puis je demande à Thomas de finir de ranger la chambre.

À 19h, les contractions sont toujours là, pas douloureuses, mais bien présentes. Et vers 20h elle se transforment en douleur de règles avec une douleur dans le dos. Je téléphone à la sage-femme qui me demande de faire couler un bain très chaud. En cas de faux début de travail, les contractions sont censées s'arrêter. Je fais donc couler mon bain. Pendant le bain, les contractions continuent mais la douleur s'envole, comme par magie. Je recommande vraiment le bain.

Une heure plus tard, les contractions sont toujours là, mais elles ne sont pas douloureuses. Thomas me fait des pâtes à la sauce tomate, le repas des champions ! Je me régale, je sais qu'il faut que je prenne des forces pour la nuit qui va arriver.

À 22h la sage-femme me téléphone et me demande de venir à la maternité car les contractions ne se sont toujours pas arrêtées. Elle me dit que j'avais raison et que mon bébé naîtra le 25 comme je l'avais pressenti.

Sur la route pour la maternité, on écoute "I got a feeling" des Black Eyed Peas en chantant à tue-tête.

"I got a feeling… that tonight is gonna be a good night."

C'est exactement ce qui se dessine : cette nuit va être une bonne nuit. Nous sommes déjà heureux de ce qui va arriver.

À 22h50 nous arrivons à la maternité, très cool et joyeux. Dix minutes plus tard, on me fait monitoring pendant une demi heure, suivi d'un examen du col vers minuit. Je suis dilatée à 2 cm mais mon col est encore tendu et stressé.

Vers 00h30, ma sage-femme nous emmène dans notre chambre, celle où on va séjourner ensuite. Elle nous demande de nous reposer, de prendre des forces. C'est une chambre double, nous avons chacun notre lit. Elle me donne un gel pour faire un lavement afin de me vider le rectum puis elle me demande de dormir. Elle nous laisse, elle a besoin de repos elle également.

Vers 1h30 je la rappelle pour lui dire que je n'arrive pas à dormir et que les contractions, bien que peu douloureuses, m'empêchent de trouver le sommeil. Elle me dit de me mettre en position fœtale. Et c'est comme ça que je trouve le sommeil. Tom et moi dormons chacun dans notre lit. Je me souviens m'être réveillée vers 3h, inquiète parce que je ne savais pas si j'étais toujours en travail. À la contraction suivante je suis rassurée. Je me rendors donc.

Vers 4h, Paloma vient me réveiller pour vérifier mon col. Il est à 3-4 cm, sa texture s'est vraiment améliorée. Il est détendu. Elle me dit de continuer de dormir.

À 5h, c'est moi qui l'appelle. Je ne sens plus beaucoup le bébé bouger. Elle emmène son doppler et on l'entend. Après examen du col, je suis à 4 cm. Elle nous demande de rassembler les affaires de la petite et de prendre notre temps pour la rejoindre en salle de travail. Elle me dit que c'est le moment propice pour percer la poche des eaux et que cela boostera le travail, rendant les contractions plus efficaces.

Vingt minutes plus tard, nous sommes en salle de travail.

La salle de travail est assez particulière et peu classique. C'est une grande pièce dans laquelle il y a une grande baignoire en plein milieu. Il n'y a pas de lit, mais plutôt une estrade avec un genre de tapis de gym bleu dessus et de nombreux coussins. C'est sur cette estrade qu'ont lieu les accouchements. Il y a également une sorte de poignée accrochée au plafond dans laquelle passe un drap. Pendant la poussée, on est censée enrouler nos mains autour de ce drap et s'en servir pour mieux pousser en le tirant vers nous.

Arrivés en salle de travail, il y a un bain très chaud qui m'attend. Thomas et Paloma m'aident à m'y installer. Les contractions sont douloureuses mais gérables. Je dois faire tout le reste du travail dans le bain.

Vers 5h45, Paloma perce la poche des eaux. Et là les contractions commencent à devenir vraiment douloureuses. Je les gère en faisant des sortes de vocalises genre "Aaaaaaaaaaaaaaaaaaaaaahh". Je serre fort la main de Thomas. J'appréhende parce que je ne suis qu'à 4 cm et que je sais que la route sera encore longue.

Quelques contractions très douloureuses plus tard, je vomis mon repas de championne. Je me sens de moins en moins bien. Je me demande dans quoi je me suis encore embarquée. Les contractions sont de plus en plus douloureuses et je ne sais pas dans quelle position me mettre dans ce bain chaud. J'ai chaud, je suis en sueur, je m'agite dans tous les sens.

Vers 6h15, Paloma téléphone à mon gynéco, pour lui demander de venir. Elle m'a examinée avant et j'étais à 4-5 cm.

Les minutes qui suivent me paraissent les plus longues de ma vie. Je souffre de plus en plus. Très vite je commence à pleurer, à appeler ma maman pendant les contractions. Je dis à Thomas que ça fait trop mal. Paloma me caresse le bras et me chante une berceuse en français. Ça me touche beaucoup d'autant plus que c'est l'une des berceuses avec laquelle mon fils s'endort. Cela me fait penser à lui, j'en suis très émue.

Je souffre et à chaque contraction, je ne me maîtrise plus, je me tords dans tous les sens, je crie. Thomas me dit de me détendre. Je me souviens lui répondre "t'es détendu toi quand t'as mal ?"

Vers 6h30, après examen du col, je suis à 6 cm. La douleur est atroce, c'est juste insoutenable. J'en pleure. J'ai par la suite une nouvelle contraction puis je ressens une énorme envie d'aller à la selle. Et là je dis à Paloma : "Paloma, je veux faire caca" et elle refuse que j'aille aux toilettes. Je lui dis que je suis sûre, que j'en ai besoin, je la supplie mais elle refuse. Elle me dit que je me suis vidé le rectum et que ça ne peut pas être ça. Elle m'examine et me dit que c'est la tête qui appuie sur mon anus. Mais moi j'insiste, je n'arrête pas de lui demander de me laisser aller aux toilettes, comme une enfant.

À la contraction qui suit, je sens le bébé descendre et une énorme envie de pousser. Et là je lui dis que je veux pousser, qu'il faut que je pousse.

Au départ elle ne me croit pas, puis elle m'examine et me dit que je suis complètement dilatée. Ouf ! Quel soulagement !

Il faut maintenant sortir du bain. Je suis debout mais j'ai du mal à avancer. Paloma me demande de me dépêcher avant la prochaine contraction. Je m'appuie sur Thomas et nous faisons les trois pas jusqu'à l'estrade. Thomas s'y installe et je m'allonge, avec énormément de difficultés, contre son torse, entre ses jambes. Je place mes pieds sur ses pieds afin de prendre appui. Je suis en panique, j'ai peur, j'appréhende la poussée. Je souffre dans le même temps.

J'enroule mes bras autour du drap et je demande à Paloma les instructions. Elle me demande de pousser fort à la prochaine contraction en tirant mes bras vers moi et en appuyant mes pieds sur ceux de Thomas. Elle nous dit qu'elle voit les cheveux de notre bébé. Thomas est tout fou de joie derrière moi, ce qui ne me fait aucun effet.

Quand la contraction suivante arrive, je pousse et la tête sort. Tout va si vite que les bras sont déjà dehors. Et là Paloma me dit : « Prends ton bébé, sors-la, vas-y prends-la ! » Et je tends les bras, je sors moi-même ma petite fille et je la pose sur ma poitrine. Elle pleure tout de suite.

And then she was born ! Il est 7h00 et ma little miss sunshine Lilly-Rose est née.

Nous sommes émus, très émus. Je ne m'attendais pas du tout à aller la chercher moi-même, je ne m'attendais pas à ce que ça aille si vite. Thomas est tout plein de larmes.

Je la garde sur moi une bonne demi-heure. On la pèse ensuite : 3 kg 340, ce qui n'est pas mal pour un bébé qui a trois semaines d'avance. Thomas l'habille puis je la mets à la tétée.

Le gynécologue arrive avec 45 minutes de retard juste pour la sortie du placenta. J'ai également une petite déchirure qui nécessite 3 points.

Nous restons ensuite tous les trois une bonne heure en salle de travail avant de rejoindre notre chambre.

Je suis vraiment très heureuse de l'accouchement que j'ai eu, c'était inespéré de pouvoir dormir pendant le travail. Ça nous a permis de bien de nous reposer et de nous détendre. Et si je devais faire le bilan, je n'ai souffert vraiment que pendant 1h30, ce n'est pas grand-chose finalement.

Une semaine après avoir accouché, j'ai vraiment bien récupéré, mes points ne font presque plus mal, je me sens physiquement plus en forme que pour mon premier accouchement. C'est vraiment génial et inespéré.

Une semaine après mon accouchement, je commence à manquer cruellement de sommeil, mais ça, c'est une autre histoire!

***

"Cet accouchement m'a réconcilié avec les accouchements sans péridurale et la douleur. J'avais beaucoup d'appréhension sur la douleur et la poussée mais tout s'est très bien passé. Avoir ma sage-femme libérale le jour de l'accouchement m'a beaucoup aidée.

Avec du recul, je regrette tout de même qu'elle en soit venue à me percer la poche des eaux et si c'était à refaire je lui dirais que je préfère que les choses se fassent plus naturellement. Après la percée de la poche les contractions sont devenues insoutenables.

Ma plus belle surprise aura été d'aller chercher ma fille moi-même et de la faire sortir. Que d'émotions! Un bel accouchement. Je recommande fortement aux futures mamans de s'encadrer d'une sage-femme en laquelle elles ont une entière confiance. Je dédie cet accouchement à ma sage-femme Paloma."

S'en remettre à son corps pour accoucher

Décembre 2013 - 3h de travail

HÔPITAL - VOIE BASSE - 3ÈME ACCOUCHEMENT - À TERME - NON DÉCLENCHÉ -
TÊTE EN BAS - SANS PÉRIDURALE - GROSSESSE SIMPLE

J'ai toujours souhaité accoucher sans péridurale. Ma mère ayant accouché 5 fois ainsi, j'ai toujours considéré l'accouchement comme un acte naturel, ne nécessitant pas d'intervention médicamenteuse pour gérer la douleur. J'avais déjà accouché deux fois ainsi. La première fois avait été une véritable bataille contre la douleur. Étant bloquée à 8 cm pendant 5h, je peux affirmer n'avoir jamais connu de douleur aussi atroce.

Pour mon deuxième accouchement, je m'en étais remise à une sage-femme libérale, j'avais mis en elle toute ma confiance, ce qui m'avait permis d'avoir un bel accouchement. Sans ma sage-femme, je n'y serais pas arrivée. Pour ces 2 accouchements, j'avais lutté contre les contractions, j'avais perdu pied plus d'une fois, j'avais paniqué, j'avais lutté contre la douleur, j'avais résisté, je m'étais crispée.

Pour ce 3ème accouchement, je voulais donc être capable de garder le contrôle, de pouvoir vivre les contractions autrement. Je voulais faire confiance entièrement à mon corps, me laisser aller complètement au rythme des contractions, les embrasser et laisser mon corps faire le travail. Je voulais être en symbiose totale avec lui. Ce 3ème accouchement, je le voyais un peu comme celui de la maturité :-) Apprendre de mes erreurs du passé, me servir de mon expérience de deux accouchements sans péridurale pour vivre le troisième le mieux possible.

C'est donc tout naturellement que j'avais mis en place un projet de naissance. Ce projet de naissance était une compilation de mes précédentes expériences d'accouchement dans laquelle je n'avais retenu que le meilleur. C'était aussi une compilation de mes lectures.

C'est le corps qui décide

Mon accouchement était prévu pour le 14 décembre 2013. Mais étant donné que j'avais toujours accouché deux à trois semaines en avance pour mes précédentes grossesses, j'étais convaincue que j'allais accoucher fin novembre. J'avais vécu une grossesse plutôt difficile en terme de désagréments, les nausées et les vomissements avaient été présents jusqu'au 5ème mois, les remontées acides jusqu'au dernier jour. Mais paradoxalement, je ne m'étais jamais sentie aussi en forme. J'avais fait du sport jusqu'au 7ème mois sans soucis, j'avais pu faire de la Zumba jusqu'à cinq jours avant mon accouchement.

Je me sentais donc très en forme, je pouvais marcher des heures sans problèmes, je pouvais même courir.

Vers le huitième mois, je commence à avoir des contractions régulières fréquemment et je finis par être arrêtée.

Le 21 novembre, j'ai un épisode de contractions régulières et douloureuses. Les contractions sont très rapprochées. Je ne suis pas prête à accoucher aussi tôt, je ne veux pas accoucher aussi tôt. Ma maman doit arriver dans quatre jours, je n'ai absolument rien préparé, je suis vraiment contrariée. Nous allons aux urgences où on me dit que mon col s'est raccourci, ramolli et ouvert d'un doigt. En gros, le travail est en route. Mais au bout de 2h, plus rien. Les contractions s'estompent. Je prends peur et je commence à me ménager pour ne pas accoucher trop tôt. Les contractions reprennent le lendemain et s'arrêtent ensuite. Ce scénario dure plusieurs jours.

Vers le 30 novembre, je suis convaincue que c'est pour bientôt. Mais les jours passent et rien ne change vraiment. À chaque rendez-vous chez le gynécologue, c'est toujours le même discours, col à peine ouvert à 1 cm, mou mais bon, pas grand-chose.

Je désespère. Moi qui croyais connaître mon corps, qui croyais sentir les choses, qui pensais avoir une sorte de pouvoir de décision sur les choses, je me rends compte qu'il n'en est absolument rien.

Le 14 décembre arrive très vite et rien n'a vraiment changé. J'ai toujours des contractions régulières mais sans aucun effet. C'est désespérant. J'en pleure même. Tout le monde me dit que de toute façon ça va arriver très vite, que je n'ai pas encore dépassé le terme. Moi j'ai l'impression de l'avoir dépassé depuis la fin du mois de novembre.

Les jours passent et rien ne se passe. Mon papa, qui vit au Congo, a prévu de venir nous voir du 17 au 26 décembre. À cette date, je suis censée avoir accouché. Et le 17 décembre, à son arrivée, il n'y a toujours pas de bébé. Dans ma tête je pense déjà au déclenchement, à l'ocytocine, à la douleur, à l'enfer. Je vois mon projet de naissance s'émietter au fil des jours. Je perds confiance en moi et en ma capacité de réussir à accoucher naturellement.

J'ai du mal à rester positive et à juste profiter des jours qu'il me reste sans mon bébé. Le 17 décembre, j'ai rendez-vous chez le gynéco ; je suis dilatée à 2 cm. Les choses ont avancé, un petit peu. Le lendemain, 18 décembre, je décide de prendre de l'huile de castor pour voir si cela peut faire bouger les choses. Je n'ai rien à perdre à vrai dire. Entre temps je passe une longue journée de shopping avec mes parents.

Le début du travail

Le soir vers 19h30, je prends une bonne grosse cuillère d'huile de castor. D'ailleurs, entre nous, ce n'est pas si mauvais qu'on le dit. Au bout de 30 minutes je commence à avoir des gargouillis puis des contractions. Mais j'en ai l'habitude. Vers 20h30 je reprends une autre grosse cuillère. À 21h, je suis aux toilettes, j'ai mal au ventre, je me vide.

Je passe toute la soirée avec de bonnes contractions régulières mais je n'y prête pas trop attention. Je me dis que si ça doit arriver, ça arrivera. J'essaie de ne pas me focaliser sur les contractions même si je sens qu'elles sont différentes. Je ne veux pas me faire de faux espoirs.

À 00h30, je vais me coucher, j'ai toujours ces contractions. Elles sont quand même douloureuses, et surtout très régulières. Avec Thomas nous commençons à les minuter. Et vers 1h30, comme d'habitude, elles s'arrêtent. Dans ma tête je me dis que ce n'est encore pas pour aujourd'hui. Mais vers 2h30, je me réveille avec de fortes contractions. Je dis à Thomas qu'il faut qu'on aille à la maternité. Dans ma tête j'entends Rafiki dire : "C'est l'heure!". Je comprends que je vais accoucher bientôt. Je fais un tour aux toilettes et là, je vois que je saigne. Quand je le dis à Thomas, il commence à paniquer en me disant qu'il faut qu'on fasse très vite. On rassemble toutes les affaires et puis je vais voir mes parents pour leur dire qu'on y va. Mon papa saute du lit pour nous accompagner. À ce moment-là, les contractions sont là, un peu douloureuses mais amplement gérables, en fait je n'ai pas vraiment mal.

On arrive à l'hôpital en 5 minutes, il va être 3h du matin. Mon papa veut m'aider à marcher quand on sort de la voiture, mais je lui dis que je vais très bien. Ça me fait sourire.

Un travail maîtrisé en salle de monitoring

Arrivée en salle de monito avec Thomas, on me demande de m'allonger pour checker mon col, je suis dilatée à 4 cm. La petite minute pendant laquelle je reste allongée est douloureuse. Et je me rends vraiment compte que les contractions sont bien plus douloureuses lorsqu'on est allongée.

On me dit qu'il faut qu'on me monitore pendant 30 minutes minimum. Je leur dis que je vais rester debout pendant ce monitoring, que je ne veux pas être allongée.

On est donc là, dans une ambiance très détendue. On écoute la musique, ma musique, je danse, je chante, je suis contente d'y être enfin, je me sens si prête. Tous mes doutes se sont envolés. Moi qui pensais ne plus y arriver, j'ai retrouvé mes convictions, ma force, la confiance en moi et en mon corps. Pendant les contractions je m'appuie sur le lit avec mes avant-bras et je me mets en position de squat, jambes écartées (cuisses parallèles au sol), et je souffle. Je visualise mon col qui s'ouvre, la tête qui pousse, je ne vois que ça et je n'entends que ma musique. C'est ainsi que le choses se passent pendant environ 1h. Honnêtement, c'est facile, je ne souffre pas. C'est assez difficile à expliquer parce que certes j'ai mal, mais je n'ai pas mal. Je ne me sens pas en souffrance.

Thomas et moi sommes toujours dans la salle de monitoring, on attend que la chambre d'accouchement soit prête. On parle, et pendant les contractions je me remets en squat. Je demande à Thomas de m'aider en venant mettre un point de pression très fort dans le bas du dos. Ça a tendance à apaiser la douleur. On regarde la montre en se demandant à quelle heure notre bébé pointera le bout de son nez. On pronostique.

Vers 4h40, je sens que les contractions sont plus fortes, je souffle donc un peu plus fort. Puis vient une contraction pendant laquelle je dis à Thomas : "j'ai besoin d'aller aux toilettes". Et je me souviens qu'il me répond "Qu'est-ce que je fais ?"."Bah va chercher la nurse et tu lui dis !".

Il a à peine le temps de partir et de revenir, que je suis en train d'enlever tout leur fil de monitoring, la blouse, et je mets mes baskets.

La nurse me dit que je ne peux pas aller aux toilettes sinon je vais accoucher là-bas. Thomas me dit également que la dernière fois, pour mon 2è accouchement, quand j'ai eu envie d'aller aux toilettes c'était parce la tête allait sortir. Je leur réponds que j'ai envie de faire pipi et caca et que je sais que je ne vais pas accoucher. Ben oui, avant d'accoucher, je sais qu'on passe par la phase de transition, celle où on perd complètement pied, et là je n'y suis pas. Je suis complètement moi. Je leur dis que j'ai besoin d'aller aux toilettes sauf s'ils veulent que je le fasse là.

La nurse me laisse donc aller aux toilettes, elle me dit de ne pas y rester longtemps. Voilà comment pendant 10 bonnes minutes je suis assise sur le trône, et Thomas est avec moi. L'huile de castor fait son effet, je me vide. Et dans le même temps, j'ai des contractions. D'ailleurs, je tiens vraiment à souligner qu'avoir des contractions quand on est assise sur le trône, c'est vraiment moins douloureux! Thomas a peur que j'accouche dans les toilettes, ça me fait rigoler parce que je sais que ce n'est pas pour maintenant.

Le début des choses sérieuses

Au bout des 10 minutes, on sort des toilettes, ma chambre de travail est prête, il va être 5h. On rejoint mon papa dans la salle d'attente pour se diriger vers la chambre de travail. Il faut marcher jusqu'à l'ascenseur, je me sens tout à fait apte. Mon père est en colère parce que je n'ai pas de chaise roulante. Il me dit qu'en France ça ne se passe pas comme ça et que c'est n'importe quoi ici. Je lui dis juste que je n'en ai pas besoin, je ne suis pas malade. Je gère les contractions à merveille, je suis maître à bord. Je suis heureuse parce que je sens que j'ai vraiment le contrôle. Je redoute un peu la phase de transition. Sur le chemin vers la chambre, j'ai 2 contractions, elles sont fortes. À la 2è, j'ai envie de vomir, et là je comprends que j'arrive dans cette fameuse phase.

Je hâte le pas jusqu'à la chambre de travail où se trouvent 2 nurses, et je leur dis "Donnez-moi un haricot pour vomir dedans, vite vite vite vite !" et je vomis. Pas grand-chose d'ailleurs !

Là les contractions sont devenues vraiment fortes. Je suis toujours debout. Thomas fait les derniers réglages de l'appareil photo. Et moi j'ai mal et j'ai besoin qu'il appuie dans mon dos. Je l'appelle, il vient, mais il appuie n'importe où, et ça m'agace. Ensuite les nurses me disent qu'il faut que je m'allonge pour qu'elles vérifient ma dilatation. Je ne veux pas m'allonger, surtout pas à ce stade. Alors que je suis debout, l'une d'elles essaie de me placer les électrodes pour monitorer le cœur du bébé, et je les vire avec mes mains. Ça me dérange. Tout me dérange, leurs questions m'agacent.

Je monte sur le lit, je m'allonge, elles checkent mon col. Je ne sais même pas à combien je suis, je ne demande rien. Je ne suis plus vraiment là. Dès qu'elles ont terminé, je me relève. Je n'ai aucune idée de la position dans laquelle je veux accoucher. Mais au moment de me redresser, je me retrouve à genoux. Et je trouve que c'est la position parfaite. Je demande à Thomas de venir à côté du lit pour que je puisse passer mes bras autour de son cou. Et ça me semble évident que c'est l'idéal pour moi. Les infirmières sont donc derrière moi, de l'autre côté du lit et avec Thomas nous formons notre bulle à nous.

Il doit être 5h. Pendant les contractions j'émets une sorte de "aaaaaaaaah", j'essaie vraiment de me détendre, je me suspends au cou de Thomas en balançant mes hanches à gauche et à droite, je visualise mon col, je veille à ne pas avoir les mâchoires crispées. Ça fait mal, mais je me sens vraiment au-dessus de ça. Entre les contractions, je choisis les chansons que je veux écouter. Je me souviens avoir demandé à Thomas de mettre en repeat mes chansons favorites. Quand les contractions recommencent, je me raccroche au cou de Thomas et je gère. Les contractions sont très rapprochées, j'ai très peu de répit, mais je me débrouille bien, je me sens forte. Je n'ai pas peur.

La descente - la naissance

Pendant les contractions je regarde Thomas dans les yeux, j'essaie de puiser de la force en lui. Vient une contraction où je dis à Thomas que je sens la tête descendre. Il recule pour regarder s'il la voit. Mais il n'y a rien. Je pense que la tête est descendue puis ensuite remontée juste après la contraction.

Pendant les contractions les sensations sont vraiment très nouvelles. Je sens littéralement mon corps s'ouvrir et mon bébé descendre. La gravité a un tel effet, c'est juste impressionnant.

Les nurses, elles, sont en pleine discussion derrière moi. Elles veulent que je m'allonge pour accoucher. Elles disent ne pas avoir l'habitude que les choses se passent ainsi, elles font accoucher des femmes allongées habituellement. Elles se demandent comment elles vont faire surtout que mon gynéco n'est pas encore là. Leur discussion ne me dérange pas, je ne l'entends même pas. Et de toute façon il est hors de question que je m'allonge. En tout cas, elles, elles sont bien stressées. Thomas leur dit que mon gynéco sait que je ne n'accoucherai pas allongée et qu'il est tout à fait d'accord avec cela.

2 minutes avant que mon fils ne naisse, mon gynécologue arrive. Je lui dis que je suis contente de le voir. Il me demande comment ça va, et je lui dis que tout va bien. Puis arrive une contraction et je me raccroche à Thomas. La contraction est vraiment très très forte. Je sens la tête descendre de nouveau.

Et c'est là que je commence à parler en anglais pour que mon gynéco et les nurses me comprennent : "la tête pousse, la tête pousse". Mais personne ne réagit dans la salle. Puis je rajoute ensuite "la tête arrive, la tête arrive !" Mais toujours aucune réaction. Et je dis enfin "la tête est là !". Et il n'y a toujours aucune réaction des nurses ou du gynéco. Cela m'inquiète. Le mont de la tête est dehors. Heureusement que Thomas, qui est avec moi, se baisse pour rattraper la tête avec sa main. Puis tout le corps sort entièrement, dans les bras de Thomas. Et là, il y a un réel mouvement de panique dans la salle. Le gynéco et les infirmières se ruent sur le bébé qui atterrit sur le lit. Et c'est ainsi que Lucas naît. Il est 5h10 du matin, et Lucas vient de naître d'une façon que je n'aurais jamais imaginé. C'est Thomas qui l'a accueilli !

Lucas est sur le lit. Je m'allonge et je demande à Thomas de le prendre et de me le donner. Je le serre contre moi et je lui dis en pleurant "Alors tu ne voulais pas sortir..." Je suis heureuse, émue de le rencontrer enfin, émue par mon accouchement. C'est ma plus belle naissance.

Ce qui m'a le plus surpris, c'est que je m'attendais à avoir une phase pour la poussée. Et il n'en a rien été. C'est vraiment comme si mon corps avait accouché mon bébé tout seul. Je n'ai pas eu besoin de pousser. C'était magique, euphorisant. C'est mon corps qui a accouché seul, moi, je l'ai juste accompagné.

C'est une naissance que je n'oublierai jamais, j'ai réussi, j'y suis arrivée.

J'ai réussi à garder le contrôle, à ne pas paniquer, à aller au rythme des contractions, à surfer sur la vague. Une naissance qui m'a montré à quel point je suis forte.

Je souhaite à toutes les femmes qui veulent accoucher sans péridurale d'accoucher ainsi. Je leur souhaite de prendre confiance en elles, et en leur capacité. Cet accouchement m'a montré que le corps est maître et que les choses ne se font que lorsqu'il le décide, lorsqu'il est prêt. J'ai appris à m'en remettre à mon corps.

Cet accouchement m'a également montré que lorsqu'on n'a pas peur, qu'on est détendue, qu'on est confiante, qu'on ne cherche pas à anticiper la contraction suivante, la douleur ressentie est moindre. Que les contractions, même au-delà de 8 cm, sont largement gérables. J'ai vraiment cette sensation d'avoir laissé mon corps faire ce qu'il avait à faire, de l'avoir accompagné sans jamais m'opposer. Et pour la première fois, je peux dire que les douleurs des contractions n'étaient pas insupportables, comme je l'ai ressenti pour mes précédents accouchements.

Je souhaite à toutes les futures mamans d'aborder leur accouchement avec cette confiance qui m'animait, cette foi qui a vraiment fait toute la différence. Et cette confiance et cette foi, je les ai trouvées dans ma préparation, dans mes lectures, dans les récits d'accouchement, mes échanges avec les autres mamans, et surtout, je les ai trouvées en moi. Elles sont en chacune de nous.

Quand on accouche de cette façon, on se sent forte, invincible. Je souhaite à toutes les mamans de pouvoir vivre un accouchement tel que celui-là.

Quelques points de mon plan de naissance pour la phase de l'accouchement:

- pouvoir être mobile pendant le travail.
- ne pas être monitorée constamment.
- ne pas avoir mon col vérifié toutes les heures de façon systématique.
- pouvoir boire et manger, même en petite quantité.
- pouvoir filmer mon accouchement.
- pouvoir accoucher dans la position de mon choix.
- être dérangée le moins possible.

Ma Playlist d'accouchement:

- Happy - Pharell Williams
- Keep breathing - Ingrid Michaelson
- We are one - Angélique Kidjo
- Malaïka - Harry Belafonte, Miriam Makeba
- Let's talk about love - Irma, Zaz
- Il y a - Christophe Willem, Zaho

Mes Ressources:

- "Le Guide de la Naissance Naturelle" par Ina May
- La série télé "Call The Midwife"
- Les récits d'accouchement et articles Les Ptits Mwana

***

"Cet accouchement, j'y repense régulièrement. Il me donne envie d'accoucher de nouveau et de revivre cette magie. J'ai adoré ressentir pleinement toutes les contractions.

J'ai été émerveillée par la capacité de mon corps, ce corps qui a accouché tout seul.

Cet accouchement m'a permis de vraiment expérimenter ce que c'est que d'accompagner des contractions, d'accepter la douleur, d'une certaine façon de s'effacer pour laisser le corps faire ce qu'il sait faire. Je suis tellement reconnaissante d'avoir pu vivre une expérience aussi unique et intense."

Un lendemain de fête mouvementé

Août 2010 - 12h de travail

HÔPITAL - VOIE BASSE - 1ER ACCOUCHEMENT - À TERME - NON DÉCLENCHÉ -
TÊTE EN BAS - SANS PÉRIDURALE - GROSSESSE SIMPLE

———————————————

Cela fait déjà plus d'un mois que je n'ai pas eu mes règles. Mais ayant déjà été déçue, j'ai tellement peur que le résultat soit négatif que je n'ose faire aucun test de grossesse. En dehors de cela, je n'ai aucun symptôme relatif à la grossesse. Au cours d'un contrôle, le médecin m'annonce la présence d'un petit "alien"! Je suis folle de joie. Au lendemain de cette découverte, les nausées commencent, accompagnées d'une grosse fatigue. Le jour du troisième mois (celui estimé bien sûr), tous ces symptômes disparaissent miraculeusement. À partir de ce jour, je vis une grossesse idyllique, sans aucune contraction et en pleine forme. Mon accouchement est prévu pour le 27 août.

Début août, échographie de routine, rien à signaler, le col est fermé. Le 8 août, je quitte Nancy pour me rendre à un baptême à Thionville, accompagnée de mon sac de maternité bien sûr. Superbe après-midi, je mange énormément, je danse énormément juchée sur mes hauts talons :-). Tout le monde me dit : « Toi, d'ici demain, tu auras accouché, tellement tu as dansé ! ». De retour le soir à la maison, rien à signaler. On se couche à 2h ou 3h du matin comme d'habitude !

À 6h du matin, je suis réveillée par une violente douleur, jamais ressentie auparavant. Et là je me rappelle ce que m'a dit la sage-femme : « Ne vous inquiétez pas... le jour où vous aurez une contraction, vous saurez que ça en est une ». Sans aucun doute ça en est une. Je pense que c'est une fausse alerte jusqu'à l'arrivée de la deuxième. Elles sont irrégulières. Je voulais un accouchement sans péridurale, ce n'est donc pas le moment de commencer à craquer. J'appelle alors ma « sage-sœur (lol)» vers 9h et elle me dit de prendre un bain pour me soulager et voir si ça continue après. Le bain me fait un bien fou mais en sortant, mes contractions ne m'ont pas quittée, par contre elles sont devenues régulières et encore plus douloureuses qu'avant le bain. On appelle donc la clinique qui me conseille de rester à la maison un maximum de temps pour me reposer avant de venir, si tout se passe bien. Je fais donc une petite sieste, ponctuée par les contractions.

Vers 11h30, on décide d'aller à la clinique. La douleur est encore supportable mais j'ai peur qu'il se passe quelque chose d'anormal. Arrivée à la clinique la sage-femme m'ausculte et là je suis partagée entre deux sentiments. N'étant pas prête psychologiquement, j'ai espoir qu'elle me dise que c'est une fausse alerte. Par contre je me dis que si ça c'est une fausse alerte, à quoi ressemble alors la « vraie » alerte. Verdict : "vous êtes à 3 doigts... c'est pour aujourd'hui !". Je me rappelle avoir eu les larmes aux yeux (joie, peur, panique...). On monte alors directement en salle d'accouchement et là c'est perfusion, monitoring, etc. J'appelle les proches, on rigole avec mon chéri, on est impatients, tout va bien. Vers 13h, je demande à aller aux toilettes et là la sage-femme me dit « Non non non !! » et elle m'apporte de quoi me soulager. Là déjà, mon moral baisse d'un cran ; j'ai vraiment envie de me lever. Pas grave. La douleur reste présente mais c'est supportable.

Vers 14h, les choses s'accélèrent, je ne parle plus pendant les contractions et suis obligée de mettre en œuvre la technique de respiration apprise en cours de préparation, élément majeur pour un accouchement sans péridurale d'après la sage-femme.

Vers 15h, je demande de nouveau si je peux me lever. Négatif ! Alors je me lève, je prends ma perfusion et là enfin la sage-femme se décide à m'aider. Elle me donne le ballon pour atténuer la douleur mais rien n'y fait. Je retourne alors dans mon lit et continue de presser la main de mon chéri. Le pauvre ! Lui, passe des appels pour donner des nouvelles et à un moment je lui dis d'arrêter parce que ça commence sérieusement à m'énerver d'entendre la description de ma souffrance...

La douleur devient insupportable, j'ai l'impression qu'une force me pousse vers le sol. La sage-femme passe toutes les heures pour faire un doigté. Après chaque doigté je n'arrive tout simplement pas à me maîtriser au cours de la contraction qui suit. Elle me propose la péridurale à peu près toutes les 30 minutes, péridurale que je refuse. Elle me propose qu'on perce la poche des eaux, chose que je refuse tout autant. J'entends des bébés naître dans les chambres voisines mais aucun bruit n'a laissé présager qu'il y avait des femmes sur le point d'accoucher. Ça doit donc être ça la magie de la péridurale...

Vers 16h, je demande à la sage-femme si elle peut arrêter les vérifications de mon col et surtout je lui demande à quelle heure elle pense que ce sera terminé. Pour les vérifications, négatif ; pour la fin, elle prévoit 18h. J'ai enfin un objectif alors je tiens le coup. Je fais des siestes entre chaque contraction, je les anticipe de mieux en mieux, mais j'ai l'impression d'être de moins en moins présente. Je pleure, je dors... Je vois dans les yeux de mon chéri à quel point il est désolé de ne pouvoir prendre ma douleur mais j'y lis aussi de l'inquiétude face à mon état.

À 17h, la sage-femme revient pour un énième doigté et là elle me dit que ce sera pour dans deux heures. Je deviens folle, je lui dis que c'était 18h et non pas 19h. Elle me propose la péridurale, je l'envoie balader sèchement, je m'énerve, je pleure. Mon chéri me rassure et me précise qu'elle dit ça juste pour me faire tenir. À ce moment je parle à mon petit « alien » dont je suis fière, il travaille comme un chef ! Je retrouve alors mon calme.

Vers 18h, j'ai soudainement l'impression d'être en nage dans mon lit : je viens ENFIN de perdre les eaux ! Je m'agite comme une puce, je dis à mon chéri d'appeler la sage-femme : je vais accoucher. Elle arrive, je lui dis d'appeler le gynéco (son cabinet est en face de la clinique). Elle me dit : « Mais non madame, ça va mettre un petit moment ! » Je lui répète que je vais accoucher, j'ai envie de pousser. Tout s'accélère alors, elle appelle ses collègues, sort rapidement le matériel, appelle le gynéco. Moi j'ai failli tomber de ma table, je me sens attirée vers le sol.

Me voilà donc à la phase d'accouchement, sans gynéco dans la salle. Je n'ai plus de force, mon chéri m'aide à placer mes pieds sur les étriers. Je réfléchis à « Comment on pousse ?» et là j'entends "Pousseeeeez !". Et merde ! Les choses sérieuses commencent ! Je suis tellement motivée qu'en 3 poussées c'est réglé. Il faut tout de même noter que quand la sage-femme intervient lors de la sortie des épaules, c'est juste indescriptible ! Je m'allonge alors, et dans la minute qui suit, je sens de nouveau quelque chose sortir de moi, je panique et « splash »... c'est le placenta. Je n'avais pas pensé à sa sortie. Mon chéri coupe le cordon. Mon petit ange est enfin posé sur moi pour un peau à peau. Je pleure, sans trop savoir pourquoi ! Le gynéco arrive ENFIN ! Quelques points de suture plus tard, mais pas grand-chose à côté de ce que je viens de vivre, cette aventure ne constitue plus qu'un magnifique souvenir. Mon chéri souffle enfin à son tour, après une participation remarquable au cours de cette belle journée !

Le 9 août 2010, à 18h21 notre petit ange est enfin parmi nous, il pèse 3 kg 400 et mesure 49 cm. Je mets de nombreuses heures voire de nombreux jours à réaliser que je l'ai porté 9 mois et que c'est moi qui "l'ai fait sortir".

Si c'était à refaire, je ne changerais strictement rien!

Un accouchement surprise
dans la voiture

Mars 2012 - 45 minutes de travail

VOITURE - VOIE BASSE - 2ND ACCOUCHEMENT - À TERME - NON DÉCLENCHÉ -
TÊTE EN BAS - SANS PÉRIDURALE - GROSSESSE SIMPLE

Nous sommes le 26 mars, jour officiel du terme, et lors de la visite de contrôle à la maternité, mon seul objectif est que l'on me laisse rentrer chez moi après car je veux ab-so-lu-ment dépasser le terme. Ne me demandez pas pourquoi, c'était déjà le cas pour mon premier enfant. La visite médicale se passe bien, il reste suffisamment de liquide amniotique pour tenir encore quelques jours, les contractions non douloureuses qui se multiplient depuis une semaine apparaissent bien au monitoring. À l'examen, le col est suffisamment long, bien postérieur mais ouvert à 2 doigts larges. Bref, oui ça avance, le corps se prépare doucement mais aucun signe d'imminence. La sage-femme me propose un décollement des membranes que je refuse, je sens bien que la machine est en train de se mettre en route donc autant laisser les choses se faire toutes seules. On me donne alors un autre rendez-vous deux jours après le terme.

Je rentre soulagée en me disant que comme le col est déjà bien dilaté je n'aurai pas à attendre longtemps pour avoir ma péridurale le moment venu.

Le soir à la maison, j'ai vaguement la sensation que mon bébé est descendu plus bas dans mon bassin.

La nuit du 26 au 27, à 4h00, mon aîné me réveille lorsqu'il arrive en courant dans notre chambre. Il vient se blottir contre moi dans notre lit. Aurait-il senti quelque chose ?

Je le recouche quinze minutes plus tard sans difficultés mais suis désormais bien réveillée. Tant pis, c'est parti pour une énième insomnie de fin de grossesse.

Vers 5h, alors que je tourne dans mon lit pour me rendormir, je ressens un gros craquement dans mon bassin accompagné d'une douleur fulgurante. Je sursaute et mon homme se réveille en sursaut à son tour. Et là, le travail démarre d'un coup, les contractions sont tout de suite extrêmement douloureuses et rapprochées. Je suis prise d'une légère panique parce que je sais qu'elles sont supposées aller crescendo, et je sais que mon seuil de tolérance à la douleur a déjà été franchi dès la première contraction. Comment vais-je tenir sur la longueur ?

Vers 5h15, on appelle mes parents pour qu'ils viennent garder notre aîné. En attendant j'essaie de trouver des positions antalgiques et mon homme me masse le bas du dos. Ils arrivent très vite alors que le temps nous paraît si long. Je dois m'habiller entre deux contractions, qui ne sont espacées que de quelques minutes.

Mon fils se lève surexcité par l'arrivée de ses grands-parents, on prend les dernières affaires, quelques serviettes au cas où je perdrais les eaux dans la voiture, on lui fait un gros câlin et on file. Il n'a pas l'air de réaliser ce qui se passe.

Arrivés à la voiture, on se rend compte qu'il nous manque le dossier avec tous les papiers administratifs pour l'admission à l'hôpital... panique à bord ! Mon homme repart à deux reprises chercher les papiers dans l'appartement sans pouvoir les trouver. Pendant ce temps, moi je contracte comme une folle sans liberté de mouvement. Une Twingo, ce n'est pas bien grand ; je vous promets qu'à ce moment-là je l'ai juste maudite cette voiture. Alors qu'on est sur le point de partir sans ces fameux papiers, éclair de lucidité, il les retrouve sous le siège passager.

Vers 5h30, on part enfin ! L'hôpital nous paraît désespérément loin, je me vois déjà arriver trop tard pour avoir ma péridurale. Je ressens chacun des multiples dos d'âne qui viennent d'être créés dans notre rue. Et au bout de 500 m, plouc ! Je perds les eaux. À cet instant, mon inquiétude grandit, je crains la douleur. Si jusqu'ici les contractions étaient amorties par le liquide amniotique, qu'est-ce que ça va donner désormais ? Mon compagnon va aussi vite qu'il peut, il grille un feu rouge, 5 minutes plus tard nous arrivons à proximité de l'autoroute et là je sens que ça pousse... et instinctivement, naturellement, j'accompagne.

Vers 5h40, on arrive à la gare de péage, mon homme s'arrête au milieu en panique totale, me demande ce qu'il doit faire, si on tente de s'engager ou pas, mais à ce moment-là je ne suis plus capable de communiquer.

À la contraction suivante, le haut de la tête commence à sortir. Mon homme sort de la voiture et court vers les cabines de péage - vides ! - en appelant à l'aide avec les bras en l'air. Croyez-moi si vous le voulez, mais une partie de moi pense à un papillon de nuit et se marre ; c'est assez surréaliste vu que dans la réalité je ne ris pas du tout.

Nouvelle contraction, la poussée me soulage et la tête sort jusqu'aux oreilles. Pendant ce temps-là mon homme arrête une voiture, appelle les pompiers pendant que l'automobiliste appelle le SAMU. Avec les pompiers la communication ne se passe pas bien, pas moyen d'obtenir la moindre info tant qu'on n'a pas donné la localisation précise. Et visiblement la barrière de péage, ça ne leur suffit pas, même quand on leur dit que la tête du bébé est en train de sortir. Il finit par leur raccrocher au nez, revient vers moi et s'inquiète du fait que ça n'avance plus, craignant que le bébé ne soit coincé.

Effectivement les choses sont en pause de mon côté mais je me sens bien comme ça. On apprendra a posteriori que c'est normal, ça correspond au moment où le plus dur est fait et où il faut arrêter de pousser pour préserver le périnée. Mon homme tente de m'appuyer sur le ventre pour faire avancer le bébé mais me fait très mal et doit battre en retraite devant mes vociférations. Pendant ce temps le SAMU donne des indications au téléphone, j'ai à peine le temps d'entendre qu'il faut surtout faire attention à bien réceptionner le bébé qu'une nouvelle contraction arrive. Je pousse, je hurle comme je n'ai jamais hurlé et là le bébé sort d'un coup, vrille tout seul pour faire passer les épaules, et est rattrapé au vol par son père !

Il est 5h45, mon compagnon constate que c'est un garçon ; nous avions gardé la surprise du sexe. Il me tend bébé, je le prends contre moi et nous le couvrons avec une serviette. Il ne pleure pas tout de suite, les deux hommes hors de la voiture s'inquiètent, mais moi je le sens bien vivant et tonique, d'ailleurs 10 secondes plus tard c'est parti.

À ce moment-là arrive un véhicule des services autoroutiers qui interpelle mon homme au haut-parleur et le somme de dégager le passage. Ils pensent d'abord qu'il sort de soirée et a trop bu mais le ton change vite quand il leur explique la situation. Ils se placent donc derrière nous avec le gyrophare pour nous protéger au mieux. Je ne sais pas à quel moment l'automobiliste repart, visiblement assez vite, une fois qu'il constate que tout va bien.

Je n'aurai même pas vu son visage, il restera un figurant providentiel dans mon histoire.

Un quart d'heure plus tard les secours sont là, les pompiers coupent le cordon et nous enveloppent tous les deux dans une couverture de survie le temps que la couveuse arrive, puis ils emmènent mon bébé pour s'assurer que tout va bien pour lui. Je suis dans un état de stupeur totale, qui persistera quelques heures. La délivrance s'étant déroulée sans aucun souci et mon bébé n'ayant quasiment pas souffert d'hypothermie, on accepte de nous emmener à la maternité où était prévue la naissance, bien que ce ne soit pas tout à fait l'hôpital le plus proche. Arrivée triomphale chacun dans notre véhicule attitré, l'un avec les pompiers, l'autre avec le SAMU. On nous installe en salle de naissance. Étrange d'arriver là alors que le bébé est déjà sorti.

Vient la pesée : 4 kg 900 pour 53 cm ! On se doutait qu'il s'agissait d'un gros bébé vu que notre aîné pesait plus de 4 kg 500 et que les prévisions allaient dans ce sens. On nous laisse un bon moment au calme tous les trois, c'est le moment de vraiment faire connaissance.

En conclusion de ce récit, rétrospectivement je réalise que cette naissance aurait difficilement pu mieux se passer. Je ne dis pas non plus que ça a été une partie de plaisir ! D'ailleurs le prochain qui me dit qu'au moins je n'ai pas eu le temps de souffrir, je le mords !!! À la base je ne souhaitais pas forcément un accouchement 100% physiologique, ou tout du moins je ne m'en sentais pas capable, mais au final, je prends ce moment incroyable à ciel ouvert sous les étoiles comme un formidable cadeau.

Un déclenchement heureux

Août 2015 - 3h de travail

HÔPITAL - VOIE BASSE - 2ND ACCOUCHEMENT - TERME DÉPASSÉ - DÉCLENCHÉ - TÊTE EN BAS - SANS PÉRIDURALE - GROSSESSE SIMPLE

C'est à mon tour de raconter l'histoire de mon accouchement, en espérant que cela aide d'autres futures mamans autant que cela m'a aidée.

Le récit de l'accouchement de mon deuxième bébé commence en réalité avec l'histoire de mon premier accouchement, deux ans plus tôt. Un accouchement compliqué. Pas pour les médecins, mais pour moi et sûrement aussi pour ce premier bébé, qui à peine né semblait déjà en colère. Une nuit de juin, après avoir perdu les eaux, j'ai eu le sentiment d'affronter toute seule, à l'hôpital, accompagnée d'un pauvre petit mari aussi désemparé que moi, les douleurs intenses des contractions. Et puis il y a eu la péridurale qui m'a laissée le corps comme une pierre, avec pour seules sensations le froid, la soif, des démangeaisons et le sentiment d'être ficelée à une table, entourée de fils, sondée, dépendante, toute petite, et sans que l'on m'explique ce geste qui n'était peut-être pas nécessaire. Oui, sans prévenir, une épisiotomie, mal recousue par une étudiante, qui m'a fait souffrir pendant dix mois et que je sens encore deux ans plus tard.

Quel paradoxe, d'être entourée par le corps médical et de se sentir si seule. Et cette expérience catastrophique fut couronnée par une bonne dépression et de nombreuses questions sans réponses : comment ai-je pu croire que m'en remettre totalement à des médecins compétents me garantirait une naissance heureuse ? Qu'est-ce que j'ai bien pu louper dans ma préparation à l'accouchement durant ces neuf mois ?

J'ai alors découvert que je n'avais pas beaucoup réfléchi par moi-même, que je m'étais laissée porter par ce qui semblait se faire dans mon pays, la France de 2013, sans jamais soupçonner que la grossesse, la naissance et l'accueil d'un enfant touchent à des questions humaines gigantesques, fondamentales, primordiales, qui ne sont pas « réglées » par un médicament ni par des médecins. C'est comme ça qu'en piochant sur le marché de l'enfantement, j'ai suivi la préparation d'une sage-femme débordée, j'ai atterri dans un hôpital quelconque où j'ai eu d'emblée une péridurale.

Un an plus tard, plus je réfléchissais sur le sens de la venue au monde d'un petit homme, plus je m'interrogeais : qu'est-ce qu'une femme peut bien ressentir au moment du passage de son bébé ? Qu'a ressenti l'interminable lignée de mes aïeules, et que j'ignorais ? Quel était le sens de cette douleur que l'on dit si atroce ? Que cherchait-elle à nous dire ? Si je n'avais pas été complètement coupée de toutes mes sensations pendant l'accouchement, la suite aurait-elle été plus facile ? Si j'avais eu un bonne préparation à l'accouchement n'aurais-je pas été mieux armée pour la venue de ce premier bébé ? Bref, tellement de questions qui me hantaient, mais surtout qui restaient sans réponses.

Quand j'ai su que j'étais de nouveau enceinte, je savais donc déjà que je voulais essayer d'accoucher sans péridurale, mais il était hors de question que je souffre.

Je rencontre alors Marine, un petit soleil de sage-femme, qui m'explique la différence entre la souffrance qui marque et meurtrit durablement, et la douleur physiologique de l'accouchement, qui guide, que l'on peut apprivoiser et qui surtout se referme immédiatement. C'était donc ça ! J'avais voulu cette anesthésie mais paradoxalement j'ai eu mal malgré tout. De cette péridurale qui démange, qui pique, qui raidit et de cette épisiotomie dont la douleur a duré si longtemps. J'avais tellement souffert.

Pour toutes ces raisons je décide que pour cette nouvelle grossesse je suivrai un accompagnement global avec une sage-femme libérale choisie sur le volet, et aurai un accouchement en plateau technique à l'hôpital. J'ai tout de même conscience que la plus grande partie du boulot, c'est à moi de la faire. Je passe neuf mois à respirer, à écouter mon corps s'étirer et à faire des exercices pour le relâcher en utilisant les techniques apprises auparavant par un professeur de danse hors norme qui ressemble à la fée Clochette. Et j'écoute vraiment la préparation individuelle de Marine qui est si investie que je rentre de chaque séance avec le sentiment d'avoir reçu un cadeau.

Passés les trois premiers mois de fatigue extrême – un hiver morose interminable – cette grossesse est beaucoup plus facile que la précédente, mon corps se relâche plus facilement et je suis plus reposée.

Très rapidement j'arrive au terme de ma grossesse, puis je dépasse le terme, d'un jour, puis deux, puis trois... Je me sens en pleine forme, capable de tenir encore des semaines, cela en est presque inquiétant.

À 40 semaines et cinq jours j'en suis rendue à parler de mon col de l'utérus à des inconnues avec autant d'aisance que si je parlais de la recette du pot-au-feu, avec des glaires et du bouchon muqueux dedans. Je suis devenue très impatiente au point d'essayer toutes les recettes de grand-mère pour déclencher le travail.

Après deux décollements de membranes, un petit et un gros, trois séances d'acupuncture jusqu'au sang, des dizaines d'ultimatums à mon bébé et des centaines de granules d'Actaea racemosa et de Caulophyllum, après une nuit baignée de larmes devant l'absence totale de contractions, j'arrive un mercredi matin à 8h à l'hôpital pour un déclenchement.

Je suis terrifiée. Heureusement, Marine arrive comme un rayon de soleil, visiblement contente d'être là, ce qui me redonne vite confiance.

Elle m'installe en salle d'accouchement, me pose la perfusion d'ocytocine et le monitoring et nous attendons. Il est environ 10h. Pendant deux heures, pas de contractions, ou alors des trucs complètement anarchiques qui ne ressemblent à rien sur le tracé du monitoring. Je commence à désespérer quand, poussée à bout devant cette interminable grossesse, Marine arrive armée de son aiguille à tricoter pour me percer la poche des eaux. Il est midi. PLOC! Couchée sur le dos, je sens la rupture et une demi-seconde plus tard, encore couchée sur le dos, je ressens et reconnais violemment le premier inconfort. C'est parti ! Je suis prête.

Marine part grignoter un morceau, mon mari est là. Une, deux, trois contractions qui me coupent la parole. Je suis sur le ballon, je respire, je pense à mon col qui s'étire. Entre deux contractions, je ris, heureuse parce que le travail a enfin commencé et que je vais enfin voir mon bébé. Je pense à elle. Je prie. Quatre, cinq, six, je m'accroche à la suspension fixée au plafond pour étirer mon dos, secouer mon bassin. Sept, huit, neuf, je m'accroupis sur le « tatami » (une grande planche en bois à 5 cm du sol recouverte de draps qui glissent...). À quatre pattes, ça fait mal, ça tire, mais je fonce droit vers ma douleur.

Marine revient, je retourne sur mon ballon, je ne sais plus trop, je perds le compte et je sens que je peux m'en remettre aveuglément à elle. Elle me parle avec une infinie douceur, me masse le bas du dos avec un gel chaud et surtout elle me donne la confiance nécessaire pour ne pas fuir la douleur et ne pas ralentir son déroulement. « Va là où ça fait mal, ne t'arrête pas, respire. » me dit-elle.

Dans un sursaut de rationalité, je lui demande : « Combien de centimètres ? ». Est-ce si important ? Vite, vite, entre deux contractions, elles sont si rapprochées, je m'allonge sur le tatami. « Six centimètres ! ». Je suis déçue. Comment vais-je pouvoir supporter une telle intensité plus longtemps ? Je tombe littéralement sur le côté gauche, emportée par la douleur, mais Marine m'empêche de sombrer, elle me donne la main, me donne un son, un « ohmmmm » qui devient ma bouée dans la tempête. S'ensuit une série de contractions, puis à la fin de l'une d'elles, ça pousse, et je ne reconnais pas cette sensation, j'ai peur, je vais faire caca.

Marine est là, sa présence me rassure, surtout quand la poussée arrive encore plus fort et que je suis persuadée que mon anus va exploser. Mon corps, ma gorge se mettent alors à crier, un long cri qui vient des entrailles, que je ne contrôle pas et que j'entends sans pouvoir croire à sa force. Le cri de puissance de Hulk. J'arrive alors à penser, en un éclair, à l'épouvante qu'il pourrait causer à d'éventuelles dames enceintes dans les salles attenantes. Cette pensée me fait rire intérieurement une microseconde, avant la contraction suivante, qui m'emporte au loin comme un tout petit bouchon de liège. Je continue de crier, des cris de libération. Je pousse, une fois, deux fois, trois fois – une tête, des épaules, un petit corps chaud, quel soulagement !

Elle est là, déjà, sur moi. Il est 14h06. Elle ne crie pas, me regarde puis tète, elle est calme. Je pousse et le placenta sort. Marine s'occupe de tout. Je salue cette femme qui n'est ni une amie, ni une proche au sens habituel du mot, mais une femme qui s'occupe des femmes, quelqu'un dont le métier est d'accomplir un acte qui touche à la plus grande intimité sans lien amical ou familial. Quel énorme témoignage gratuit d'humanité et de solidarité. Je sens des courbatures partout et il sera bien difficile de me lever de la planche déguisée en tatami. J'aurais quand même bien aimé m'y vautrer pendant douze heures d'affilée.

Elle pèse 4 kg, elle est née en à peine deux heures de contractions et je n'ai pas de déchirure.

Je ne me lasse pas de repenser à cet accouchement. Son intensité et sa vitesse m'impressionnent encore. La convalescence a été très rapide, sans douleur. J'étais prête et accompagnée, mais j'ai aussi reçu mon lot de chance.

Cet accouchement tout simple, apparemment ordinaire puisqu'il a finalement sa part de douleur et de joie, je ne l'ai vécu que parce que j'ai pris conscience, après un premier accouchement décevant, que les conditions médicales actuelles sont nécessaires, mais en aucun cas suffisantes à une naissance heureuse. Ce fut l'accouchement d'une militante. J'aurai peut-être, je l'espère, d'autres enfants et j'ignore si les conditions seront encore réunies pour reproduire ce petit miracle.

Je dédie ce récit à toutes les femmes françaises qui accoucheront bientôt, pour que l'enfantement ne soit pas qu'une affaire médicale, mais une aventure humaine, gigantesque, spirituelle, cosmique, qui relie une femme, un père et son enfant.

Une naissance naturelle révélatrice

Avril 2013 - 6h de travail

HÔPITAL - VOIE BASSE - 2ND ACCOUCHEMENT - TERME DÉPASSÉ - NON DÉ-CLENCHÉ - TÊTE EN BAS - SANS PÉRIDURALE - GROSSESSE SIMPLE

Il y a six ans, j'ai accouché de ma première fille en France, à l'hôpital, un accouchement très facile et très médicalisé avec la classique péridurale et de l'ocytocine. Je n'ai absolument rien senti, aucune sensation, ni envie de pousser et il m'a fallu deux poussées pour donner naissance à ma fille. Je n'ai pas allaité non plus car j'ai eu une très mauvaise expérience les premiers jours avec les infirmières. Elles me pinçaient les seins, les tétées étaient compliquées et douloureuses et en plus je ne me suis pas sentie épaulée et accompagnée pour que la mise en route de mon allaitement se fasse correctement. Ce fut une très mauvaise expérience.

Pour mon deuxième, j'avais envie d'autre chose. Habitant à San Francisco, j'étais entourée de mamans qui accouchaient à la maison, qui allaitaient un an ou bien plus et d'amies qui étaient doulas, conseillères en lactation ou sages-femmes. J'avoue qu'au départ je les prenais un peu pour des folles. Puis je suis tombée par hasard sur le documentaire "The business of being born". Un choc ! J'ai commencé à me renseigner, à lire des livres notamment celui de Ina May Gaskin. Un bonheur, une révélation cette femme. Plus j'avançais dans ma grossesse, plus je voulais un accouchement naturel.

Le 15 avril, j'avais dépassé ma date de terme de 8 jours. J'avais pris 23 kg, je me sentais grosse et fatiguée. Il ne se passait pas un jour sans que l'on me demande : « Alors? ». Bah alors rien! Cela m'exaspérait. J'avais rendez-vous chez la sage-femme pour un monitoring et tout allait très bien.

Le 16 avril, je décide que ma crapule naîtra aujourd'hui. Je me sens en forme. Après avoir déposé ma grande à l'école, je vais marcher et vu que j'habite à San Francisco, je monte de nombreuses collines. Une amie me rejoint par la suite et nous allons déjeuner ensemble. Elle part vers 13h30 et à 14h, je commence à avoir des petites contractions, enfin !

À 15h, j'appelle mon mari, je lui dis de passer chercher la grande à l'école et de rentrer à la maison. Ils arrivent à 16h. Les contractions sont fortes et très rapprochées. Je reste debout et je me déhanche en soufflant. J'ai besoin de m'isoler, de me concentrer sur ces rushes et de visualiser mon bébé en train de descendre.

À 16h30, ma super géniale voisine monte ; c'est elle qui va garder ma grande.

À 17h, paf ! La poche des eaux se rompt. Je suis heureuse car je voulais vraiment que ma poche se perce naturellement. Par contre, le liquide est coloré donc je suis légèrement inquiète.

À 17h45, on arrive à la maternité. Je continue à perdre du liquide, je suis trempée! Et il faut marcher 2 blocs entre le parking et l'hôpital... L'horreur ! J'avais prévenu que je ne voulais pas de médicaments, absolument rien. En arrivant ils me font donc juste un monitoring. Je dois m'allonger et je dois dire que dans cette position, la douleur est décuplée et vraiment horrible. Ces vingt minutes allongées sont très difficiles à vivre. Seul point positif, je suis dilatée à 5.

Le monitoring terminé, je me lève et je peux recommencer à gérer mes contractions, c'est-à-dire souffler, me déhancher, m'accroupir, marcher. J'ai briefé mon mari, quoi qu'il arrive, quoi que je dise, je ne veux pas de médicaments. Évidemment, le travail avançant, je finis par crier "Péri, maintenant, je peux plus!". Il dit : « Ok ! ». Mais en réalité, il part se cacher dans la salle de bain en me faisant croire que les infirmières arrivent. Je lui en suis tellement reconnaissante ! Il est parfait, bien que je sente qu'il est stressé et qu'il ne gère pas très bien le fait de me voir souffrir autant. Je me souviens qu'il m'a fait rire entre deux contractions et ça m'a fait beaucoup de bien.

Là une sage-femme arrive et me masse le bas du dos, ça me fait un bien fou. Elle respire en même temps que moi et m'encourage en me disant que je me débrouille super bien. Je pense beaucoup à ma grande pendant les contractions, ça me donne beaucoup de forces. Je sens mon bébé descendre, je sens que ce que je vis est normal et naturel. Puis je passe en phase de transition. Je ne peux plus bouger, je n'ai pas trente secondes de répit entre deux contractions. Il doit être environ 19h. À ce moment précis, je suis debout, me soutenant au lit. Je sens une brûlure intense, je sais que c'est normal, puis s'ensuit une envie de pousser incontrôlable.

Je crie « Je pousse ! » et, difficile à croire, c'est une merveilleuse sensation, mon moment préféré de l'accouchement. Je sens la tête sortir, puis une deuxième poussée et ma fille est là. Quand elle sort, je ressens un énorme soulagement et plus aucune douleur.

Ma fille a le cordon enroulé autour de son cou deux fois. La sage-femme la prend, lui dégage les voies aériennes et me la donne. Je m'allonge et je contemple cette merveilleuse merveille. Je me sens bien, je n'ai pas mal. Elle prend mon sein tout de suite.

Ma fille est née à 19h15, elle pèse 3.5 kg. À 20h, je marche jusqu'à ma chambre, mon bébé dans les bras. Je me douche à 21h et je mange. Je quitte l'hôpital le lendemain pour rentrer chez moi, à peine vingt heures après avoir donné naissance à mon bébé.

Maintenant, je sais que c'est la façon normale et naturelle d'avoir son bébé, je sais que notre corps est fait pour ça. Le plus beau, c'est que tout au long de cet accouchement, je me suis sentie au contrôle, en confiance, fière et grandie. Depuis, j'ai beaucoup plus confiance en moi, j'ai confiance en ce que mon corps est capable d'accomplir, je me sens forte et fière.

***

"J'allaite toujours ma fille, elle a un an et demi. C'est une vraie victoire après la mauvaise expérience de mon premier accouchement.

À toutes les mamans enceintes qui lisent ce récit, qui ont peur et qui doutent, faites-vous confiance, vous êtes fortes, vous êtes faites pour donner la vie. L'expérience que vous vous apprêtez à vivre va changer votre vie, c'est certain, mais elle va aussi vous apporter tellement plus.

Je vous souhaite une aussi belle expérience que celle que j'ai vécue, beaucoup de bonheur et de beaux bébés. Si je l'ai fait, vous pouvez le faire aussi!"

Une naissance physiologique

Mai 2011 - 5h de travail

HÔPITAL - VOIE BASSE - 4ÈME ACCOUCHEMENT - À TERME - NON DÉCLENCHÉ -
TÊTE EN BAS - SANS PÉRIDURALE - GROSSESSE SIMPLE

———————————————

J'attendais (im)patiemment que la machine se mette en route, le temps me paraissait bien long. C'était mon quatrième accouchement, mes trois grands étant tous arrivés entre huit et quinze jours avant la date prévue (DPA). J'étais donc convaincue qu'il en serait de même pour ce petit dernier, mais j'ignorais qu'il en avait décidé autrement.

La veille de ma date prévue d'accouchement, à 5h du matin, je suis réveillée par une contraction légèrement douloureuse. Je suis ravie, c'est bon signe, ça fait quinze jours que je ne contracte quasiment plus, le calme avant la tempête certainement. C'est marrant parce que la veille, je me suis sentie réellement prête, j'ai complètement lâché prise comme si j'invitais mon bébé à venir. Après cette contraction douloureuse, j'attends que quelques contractions s'enchaînent puis je saute du lit, euphorique, parce que je sais que c'est le grand jour !

Je descends allumer mon ordinateur pour prévenir des amies docti-nautes que le travail va certainement démarrer. Puis je passe mon temps à arpenter la pièce, je fais les cent pas, je tourne en rond sauf pendant les contractions où je reste immobile et m'appuie sur une chaise. Tout est irrégulier, l'intensité, la durée, les intervalles.

À 7h du matin je réveille mon homme pour qu'il commence à s'apprêter, tout en lui disant qu'il peut prendre son temps. Les contractions sont devenues un peu plus régulières et plus intenses, mais je ne suis pas pressée de partir. Je sens que c'est nettement moins violent que pour la naissance de mon troisième avec qui ça n'a duré que 1h30 au total. En plus, je me sens vraiment bien chez moi à marcher.

Mon mari s'apprête assez rapidement puis l'on prend la route. Les contractions, elles, s'intensifient et je passe rapidement de la valse à la salsa. Les trente minutes de trajet se passent bien, je me sens bien, je respire profondément et calmement pendant les contractions et je souris après chaque pic, heureuse de bientôt pouvoir rencontrer mon p'tit homme.

Arrivés sur place, je suis reçue par une infirmière qui n'apprécie guère d'être obligée de descendre me chercher. J'ai du mal à marcher en descendant de la voiture, je me sens comme bloquée au niveau du bassin tellement ça travaille.

Cette chère infirmière m'emmène dans une salle d'examen en me demandant de m'allonger pour un monitoring.

"Pas sur le dos s'il vous plait !" lui réponds-je.

"Arrêtez vos caprices, il y a un bébé en jeu !" me rétorque-t-elle.

Je n'ai pas le temps de lui répondre parce qu'une contraction me cloue le bec et pendant ce temps elle m'installe tous les fils pour le monitoring. Une sage-femme, celle qui va s'occuper de nous tout le long, vient m'examiner : un col ouvert à 6 cm. Ça a bien avancé !

La gynécologue de garde, très zen, vient se présenter en me posant quelques questions puis me sourit en me disant qu'on ne se reverra sûrement pas. Un quatrième bébé, une femme dilatée à 6 cm qui ne veut pas de péridurale et qui semble sûre de ses capacités à enfanter naturellement : elle sait que tout ira certainement très vite et que l'on n'aura probablement pas besoin d'elle.

Elles quittent la pièce, et moi je suis, là, allongée sur ce lit, sur le dos, je ne suis pas à l'aise, je râle. Je sens que mon bébé n'apprécie pas cette position, et effectivement, il semble ne pas supporter les contractions. Je vois son rythme cardiaque descendre de plus en plus et je décide alors de m'asseoir.

Je m'assois et la sage-femme arrive rapidement pour vérifier si les capteurs sont toujours bien en place. Elle les change d'emplacements de manière à ce que je puisse être à moitié assise sur le côté gauche. Je me dis qu'elle a tout compris! Et le petit cœur de mon bébé reprend un rythme normal. C'est à ce moment-là que je passe en salle de travail.

Je m'installe dans le lit, assise sur le côté gauche, appuyée sur le dossier du lit. Quelqu'un me demande si je souhaite avoir une lumière plus tamisée, ce que j'accepte. Je suis apaisée de ne pas avoir eu à le demander, je suis complètement dans ma bulle, j'en oublie la présence de mon compagnon. Je me fais la remarque que les contractions sont moins douloureuses, toujours irrégulières et que je ressens bien moins de pression sur mon col.

Je commence à fatiguer, je ne bouge plus, je me repose entre les contractions. La sage-femme vient me proposer de vérifier l'avancement de dilatation. Je suis toujours à 6 cm.

Elle me propose alors d'être active, de bouger, ce que je m'apprêtais à lui demander. Je suis heureuse de voir qu'elle anticipe mes besoins !

Elle m'installe une barre de suspension sur le lit puis repart. À chaque contraction, j'attrape la barre, je me soulève du lit, me balance, me suspends et ça pousse nettement plus fort dans cette position. Je suis beaucoup plus détendue, je visualise mon bébé qui descend. Je pousse très légèrement durant les contractions, je sens que c'est ce qu'il faut faire, mon corps me demande de pousser.

J'ai la nausée et les jambes qui tremblent après chaque vague, je sais que mon bébé est de plus en plus proche. Accroupie sur le lit, suspendue à cette barre, je me balance en avant quand la puissance de la contraction se fait sentir. Ça devient de plus en plus intense, je finis par en avoir marre, je suis déconnectée de mon bébé, je ne pense qu'à cette douleur, je veux que ça s'arrête. J'appelle la sage-femme qui arrive rapidement. Je lui dis que je veux finalement la péridurale. Je suis en pleine phase de désespérance, mais je ne m'en rends pas compte. Elle m'examine et mon col est dilaté à environ 7 cm.

Elle sait me rassurer en m'expliquant que si mon col n'a pas beaucoup bougé, c'est parce que mon bébé n'est pas encore descendu. C'est la poche des eaux qui appuie et c'est un peu moins efficace que la tête d'un bébé. Elle me dit que ça ne vaut pas la peine de faire cette péridurale, que les choses peuvent aller très vite maintenant. Puis, elle me propose de percer la poche des eaux en m'expliquant que ça peut faire descendre bébé... ou pas, mais surtout que la douleur sera plus forte une fois la poche percée. Elle me convainc qu'il est plus sage d'attendre encore un peu avant d'intervenir et que ça vaut la peine d'aller au bout naturellement et sans péridurale.

Je connais les risques de la rupture artificielle de la poche, surtout avec un bébé encore haut et je veux éviter ce geste. Je suis paumée, elle me propose donc d'y réfléchir quelques minutes avant de prendre ma décision. J'apprécie qu'elle me laisse cet espace. Je me sens déboussolée, mais aussi étrangement mieux, la valse des contractions s'étant suspendue.

Quelques minutes s'écoulent et une contraction d'une puissance indescriptible me serre le ventre, c'est très douloureux. J'ai l'impression que ça serre si fort que mon utérus modèle chaque recoin de mon bébé. Je gémis de douleur, c'est intense et la poche des eaux se rompt !

La sage-femme, qui est restée dans le couloir, arrive en dix secondes. Je glisse pour finir allongée sur le dos, l'envie de pousser étant là. Je sens la tête de mon bébé dans mon vagin, elle me dit "Poussez quand vous le voulez !".

J'accompagne donc mon bébé, ça pousse quasiment tout seul, je ne ressens aucune douleur, ni contraction. En deux minutes il est là, sur mon ventre. La sage-femme a l'air impressionnée : "il est costaud et très grand !"

Nous découvrons notre bébé, je suis également impressionnée par son gabarit et surtout par sa vigueur. Nous le dévorons des yeux, ce petit miracle tant espéré. Il cherche rapidement le sein qu'il tète avec avidité. Le cordon est clampé et coupé après avoir cessé de battre.

La sage-femme laisse le temps à mon placenta de se décoller, sans forcer. Elle me fait une vraie anesthésie locale pour deux ou trois points superficiels et une petite éraillure qu'elle a, au départ, hésité à suturer tellement c'était petit.

Notre fils ne nous quitte pas durant deux heures et même durant mes soins, il reste sur moi. Ils prennent ses mensurations : 55 cm pour 4 kg 300. Mon périnée est intact, je n'ai eu aucune déchirure.

Je suis ravie d'être tombée sur cette sage-femme, car n'ayant pas préparé de projet de naissance, mais accouchant dans une maternité ouverte à la démédicalisation, je savais que ce serait un peu la loterie. Mais j'ai eu de la chance : ma sage-femme a été impeccable et je l'en remercie.

Une naissance époustoufflante

Juillet 2014 - 3h de travail

HÔPITAL - VOIE BASSE - 1ER ACCOUCHEMENT - ACCOUCHEMENT PRÉMATURÉ - DÉCLENCHÉ - TÊTE EN BAS - SANS PÉRIDURALE - GROSSESSE SIMPLE

———————————

Mon petit bout était prévu pour le 15 août 2014. Un mois quasiment avant la date d'accouchement prévue je suis partie avec ma mère me reposer à deux heures de route de la maternité. Je sais qu'il est un peu tard pour y aller mais j'en ai besoin. J'ai déjà deux loustics à la maison, jumeaux de 5 ans et demi et je souhaite me reposer. Nous sommes parties en début de semaine et mon conjoint m'a rejointe le samedi 26 juillet. Ma mère nous a laissés tous les deux pour le week-end.

J'ai beaucoup marché pendant la semaine et pendant cette dernière journée. Il a fait tellement beau.

Le samedi soir, nous allons au restaurant, nous ne savons pas que ce sera notre dernier resto avant un petit moment. Nous rentrons, puis nous nous couchons.

Pendant la nuit, à trois heures du matin, durant une de mes nombreuses insomnies de femme enceinte, j'ai l'impression d'avoir une fuite d'urine. Je me lève pour me nettoyer.

Trois mètres plus loin, je comprends que ce n'est pas de l'urine quand le reste de la poche des eaux lâche et que je me retrouve dans une flaque au milieu du salon.

Je réveille le papa qui est en panique mais je n'ai pas de contractions très fortes. Nous avons plusieurs maternités sur notre route vers Toulouse dont j'ai pris soin de prendre les adresses au cas où, mais j'appelle Purpan pour savoir si je peux faire la route. On me répond que tant que je n'ai pas de contractions fortes il n'y a pas de souci.

Nous voilà partis pour deux heures de route à 3h30 du matin. Nous arrivons à 5h30, une serviette de plage entre les jambes. Trop sexy !

A notre arrivée à l'hôpital, mes mini-contractions s'arrêtent et c'est rapidement le calme plat, très plat, très très plat. Du coup, on me fait monter en chambre, dans le service grossesses pathologiques.

C'est dimanche et nous marchons et montons les escaliers toute la journée pour faire descendre mon bébé.

Le protocole lorsqu'on perd les eaux sans contractions, c'est d'attendre 24h. La journée suivante, on vous pose un tampon pour faire mûrir le col. La journée d'après on vous donne de l'ocytocine pour déclencher l'accouchement et la journée qui suit, si vous n'avez toujours pas accouché, on vous fait une césarienne.

Je n'ai pas du tout envie d'une césarienne, mais mon bébé est vraiment tranquille, même sans eaux. Aucune contraction, ni la journée du dimanche, ni la nuit.

Le lundi matin, on me pose un tampon à 9 heures. Je m'attends à ce qu'il se passe quelque chose dans l'heure qui suit. J'attends avec mon conjoint, attentive au moindre mouvement de mon ventre. Rien ne se passe. Je continue à marcher, à monter les escaliers, mais rien !

Vers midi, je perds mon tampon qui devait rester en place 6 heures, on m'en repose un autre. Toujours rien.

J'attends donc patiemment le lendemain pour qu'on me pose ce produit, l'ocytocine, pour déclencher les contractions.

Mes grands viennent passer l'après-midi avec moi et vers 18h je sens quelques mini-contractions, mais rien de concluant.

Vers 20 heures mes grands me quittent. Je reste avec le papa et là, vers 20h30, les vraies contractions arrivent enfin.

J'ai fait de l'haptonomie et retenu deux ou trois petites choses pour gérer les contractions et les rendre efficaces. Je m'assois donc pour que mon bébé appuie sur le col et je m'emplis de la couleur de la pièce, dixit ma sage-femme haptonome. En clair, je respire profondément.

Les contractions sont de plus en plus fortes mais je gère bien. Mon conjoint veut constamment appeler la sage-femme pour une péridurale mais je sais qu'elle ralentirait le travail, j'ai envie de tenir le plus tard possible sans.

J'ai une pause de quelques secondes à peine entre deux contractions, le travail est intense. Je n'ai pas connu ça pour mes jumeaux pour lesquels j'avais des pauses d'au moins une minute entre chaque contraction.

Vers 22h30, il y a une pause. J'ai deux minutes de répit sans aucune contraction, trop bizarre. Je peux regarder la TV. Bon, je comprends un peu plus tard que cette pause, c'était pour mieux repartir.

Les contractions reprennent vite en mode super intensif et super dou-loureux. Quand mon conjoint me propose pour la millième fois d'appel-er la sage-femme : je dis OUI ! Il me faut la péridurale de suite.

La sage-femme arrive, m'examine, je suis dilatée à 3 cm. Mais elle est ex-périmentée et sait que ça peut aller vite vu le rythme de mes contractions et vu que c'est un deuxième accouchement. Elle appelle un brancardier qui vient en chaise roulante. Je suis paralysée par la douleur et il faut presque qu'elle me porte pour me virer sur la chaise sur laquelle je ne me sens pas capable d'aller.

Elle sait que ça peut arriver vite, elle me dit, toujours très gentiment, "Ne restez pas avec moi, je n'ai rien ici pour vous faire la péridurale".

Quand j'ai enfin les fesses sur ce maudit fauteuil roulant, le brancardier court littéralement dans les couloirs et les gens que je croise rient douce-ment. Moi, je ne suis plus que soufflements profonds et gémissements.

Et puis mon conjoint, qui suit en courant, doit s'arrêter à l'entrée du service accouchement pour passer sa tenue de papa. Le brancardier me fait monter sur la table d'accouchement et me laisse là, seule.

Il est 23h10. Et là, je sens que mon bébé veut sortir. Je le sens descendre et pousser fort sur mon col. Et mes contractions continuent, très fortes et presque sans pause. Je décide d'appeler quelqu'un car j'ai toujours mon pantalon et je ne me vois pas accoucher là, seule, sans personne dans cette salle dont la radio passe U2 "Sunday bloody sunday".

Comme par hasard, le bouton d'appel d'urgence est posé à un mètre de haut du lit sur lequel je suis allongée en position fœtus. Ça me paraît si loin ! Dans un effort ultime et surhumain, je me redresse de toutes mes forces que je n'ai plus pour appuyer sur ce maudit bouton.

La sage-femme et l'anesthésiste apparaissent. Elles me mettent en blouse d'hôpital et la sage-femme m'examine : toujours à 3 cm de dilatation ! Mais moi je sens bien que mon bébé veut sortir vite.

Elles me proposent la péridurale. Je souffle. Je ne communique presque plus avec le monde extérieur à ce moment, trop occupée à gérer mes contractions très fortes et sans pause.

Elle essaie ensuite de me la poser mais j'ai des contractions sans arrêt, elle n'y arrive pas, toujours trop à gauche ou trop à droite. Elle essaie trois fois et je lui dis que mon bébé est là. Je suis assise à ce moment-là et la sage-femme ne semble pas m'écouter. Je le lui répète de nouveau et la sage-femme ne m'écoute toujours pas.

L'anesthésiste lui demande si elle a entendu ce que je disais. La sage-femme lui répond que ce n'est pas possible que mon bébé arrive car je n'étais dilatée qu'à 3 cm à peine 5 minutes avant.

J'ai beau insister, aucune réaction de sa part, jusqu'à la minute suivante où, mue par une force incroyable qui prend tout mon corps, je m'allonge en travers de la table, tant bien que mal, je lève une jambe et mon bébé sort sa tête!

Je ne comprends pas grand-chose, j'entends qu'on va chercher mon conjoint en courant. Il arrive au moment où une seconde contraction intense et d'une force incroyable fait sortir mon bébé en entier, sans aucune douleur, à 23h30 !

J'ai encore l'impression aujourd'hui que c'est mon bébé qui s'est fait accoucher tout seul. J'ai ressenti cet accouchement, c'était génial. Je m'en souviens encore aujourd'hui avec plaisir et je me rappelle aussi que pendant la durée de mes contractions, je me disais toujours que la douleur était certes très intense mais gérable. Bon, je n'aurais peut-être pas tenu plusieurs jours comme ça, il ne faut pas exagérer non plus ! On dit toujours qu'on oublie la douleur, je l'ai peut-être oubliée mais je me souviens bien de l'avoir trouvée supportable, sauf peut-être la dernière minute.

Bref, j'ai accouché sans péridurale. Moi !

Pour mon premier accouchement, le travail avait duré 18h et j'avais eu la péridurale pendant six heures. En fait, j'imaginais que l'accouchement en lui-même était difficile mais ce ne sont que les contractions qui sont difficiles. Je sais aussi que la première fois, lorsque les contractions se sont intensifiées, j'ai eu peur, je pensais que ça allait être horrible. Je ressentais la douleur des contractions dans des reins parce que les jumeaux m'appuyaient sur la colonne, j'avais très mal. Je crois aujourd'hui qu'il y avait aussi beaucoup d'angoisse de la première fois.

Bref, si je faisais un quatrième enfant, Dieu m'en garde, je pense que je tenterais à nouveau un accouchement sans péridurale. C'est génialissime.

Je garde juste une petite rancœur envers cette sage-femme de la salle d'accouchement de Paule de Viguier qui ne m'a pas écoutée quand je lui disais que j'allais accoucher. Elle est restée sur ses positions théoriques. Ce n'est pas très professionnel et pas très sympa non plus. Mais je m'en moque, j'ai accouché toute seule comme une grande, en "boulet de canon" il paraît et j'ai adoré.

Un travail silencieux

Juillet 2015 - 13h de travail

HÔPITAL - VOIE BASSE - 1ER ACCOUCHEMENT - À TERME - NON DÉCLENCHÉ -
TÊTE EN BAS - SANS PÉRIDURALE - GROSSESSE SIMPLE

———————————————

Après avoir lu beaucoup de récits d'accouchement pendant ma grossesse, j'ai eu envie d'apporter ma pierre à l'édifice. Pour moi c'était un premier bébé donc, une première grossesse et un premier accouchement, la grande découverte.

Enceinte, je rêvais d'un accouchement sans péridurale et sans trop de douleur. Oui, je rêvais ! J'ai terminé ma grossesse alitée, ce fut l'horreur ! Ne rien pouvoir faire, juste se lever pour faire pipi, manger et se doucher. J'étais tellement heureuse le jour où ma sage-femme m'a annoncé que je pouvais reprendre une vie normale, j'étais à trente-six semaines et il n'y avait plus de risque que mon bébé soit prématuré.

Le 12 juillet, avec le papa nous allons au restaurant, puis à un baptême où nous sommes invités ; c'est ma première sortie depuis deux mois.

Le 14 juillet, je décide de faire le grand ménage, mon bébé va bientôt arriver et je veux que ma maison soit prête. J'enchaîne ensuite avec une petite séance photos, je ne sais pas quand je vais accoucher mais je veux garder un souvenir de mon gros ventre.

La séance dure quelques heures et il fait une chaleur étouffante. Alors que la séance touche à sa fin, environ vers 20h, je me baisse pour attraper mes chaussons et je sens un liquide couler le long de mes cuisses, puis je vois apparaître à mes pieds une grosse flaque d'eau.

Panique à bord ! Je réalise que c'est le grand jour, ce qui fait monter le niveau de panique d'un nouveau cran. Heureusement que mon homme est là pour me réconforter. Mon bébé est donc sur le point d'arriver, mais il ne sera plus considéré comme prématuré dans deux jours. Je me demande s'il sera en bonne santé ? Est-il encore possible que j'accouche dans trois jours ? Tant de questions sans réponse se bousculent dans ma tête.

À 20h30, les valises sont bouclées, c'est le grand départ pour la maternité qui est à 40 minutes de route. Je n'ai aucune contraction.

À 21h15, nous arrivons à la maternité et sommes reçus par une infirmière. Elle nous confirme que c'est bien la poche des eaux qui s'est rompue. Elle nous dit qu'on va me garder à la maternité, monitorer tout cela et que si dans trois jours le travail n'a toujours pas commencé alors on le déclenchera. Le monitoring n'indique aucune contraction, je sens que ça va durer très longtemps.

À minuit, on m'installe dans une chambre et on me conseille de me reposer jusqu'au prochain monitoring dans trois heures. J'essaie de dormir mais l'excitation me garde éveillée. Je commence à ressentir de légères douleurs, à peine perceptibles mais bien là et je me réjouis à l'idée que ce sont peut-être ça les contractions ! Mini joie !

À 3h00, les douleurs s'intensifient bien qu'elles soient toujours largement supportables, on me pose le monitoring mais ce dernier ne détecte aucune contraction. La sage-femme m'explique que ce sont peut-être des contractions de faux travail et que le vrai travail va certainement bientôt commencer.

À 5h00, la douleur est plus forte, assez désagréable mais en soufflant comme je l'ai appris durant les cours de préparation à l'accouchement, j'arrive à les gérer. J'ai l'impression qu'elles sont régulières et se répètent toutes les cinq minutes. Cette fois-ci j'en suis sûre, le travail a bel et bien commencé !

À 9h00, une nouvelle sage-femme vient me pour me faire un nouveau monitoring. Je lui explique que ça commence vraiment à être très douloureux et que j'ai de plus en plus de mal à gérer la douleur, mais bizarrement le monitoring indique qu'il n'y a aucune contraction. Mais d'où vient donc cette douleur alors ? Je me dis qu'il faut que je m'arme de force et de patience, le travail n'a pas commencé, je ne peux pas déjà me plaindre si je veux y arriver.

À 10h00, avec mon homme, nous marchons un peu dans les couloirs, mais je m'arrête tous les dix mètres parce que j'ai mal, très mal. C'est de plus en plus fort et ça dure de plus en plus longtemps ! Je me souviens que mon homme ose me dire "C'est que dans la tête, tu n'as pas mal."

À 11h30, j'ai mal, les contractions arrivent toutes les 3 minutes. Mais comment puis-je avoir aussi mal alors que le travail n'a pas commencé ? Je ne comprends pas, je suis découragée d'avoir si mal et de ne pas être en plein travail, je me dis que je n'y arriverai pas.

À 11h45, j'appelle la sage-femme pour lui expliquer que la douleur est insupportable, bien pire que ce que je pensais pouvoir endurer. Je lui demande de bien vouloir regarder si mon col s'est dilaté puisque depuis la veille à 21h personne n'a vérifié. Elle accepte de le faire en me conseillant de ne pas me faire trop d'illusions pour ne pas être déçue, et là, grosse surprise, cinq bons centimètres de dilatation! Je vais enfin pouvoir passer en salle d'accouchement et avoir une péridurale dont je ne voulais pas. Au diable tous mes désirs d'accouchement naturel, je suis prête à tout pour ne plus souffrir. Malheureusement, toutes les salles d'accouchement sont prises et la prochaine salle sera disponible dans une heure. La douleur continue de s'intensifier et je m'accroche au fait que dans une heure, la péridurale me sauvera.

À 12h15, les contractions sont insoutenables. Alors que je pensais avoir atteint le pic de douleur, la douleur continue de s'intensifier encore et encore. J'ai l'impression de contracter non-stop. Je me concentre sur le mur face à moi, je ne supporte pas que mon homme me parle, me touche ou qu'il soit dans mon champ de vision tellement j'ai mal.

À 12h30, je suis prise d'une irrépressible envie de pousser. J'ai juste envie de faire mes besoins et lorsque j'explique à la sage-femme ce que je ressens, elle comprend vite que c'est la tête du bébé qui commence à pousser. Tout se précipite alors. On me rushe au bloc obstétrique, mais il n'y a aucune salle d'accouchement de disponible alors on m'installe dans une chambre de pré-travail.

Je ne réalise pas que l'accouchement est imminent. Ma gynécologue est là, elle a été prévenue par les sages-femmes. Tout le monde s'active autour de moi, je les écoute parler, je souffre.

En quelques secondes, je me retrouve en blouse d'hôpital, on m'installe sur le lit, les pieds dans les étriers. Mon homme lui, ne sait pas trop quoi dire ni où se mettre. Moi je suis dans mon univers, je me dis qu'ils vont finir par me faire cette péridurale, d'ailleurs j'essaie d'identifier parmi toutes ces personnes qui m'entourent laquelle est l'anesthésiste.

Et c'est entre deux contractions que je lâche : "Alors, péridurale ?"

Et la sage-femme de me répondre : "Désolée madame, la péridurale ça ne va pas être possible…"

Je réalise donc que c'est bien le moment, que mon bébé va arriver dans quelques minutes. Et je commence à accompagner les contractions en poussant. Je pousse de toutes mes forces, la sage-femme et la gynécologue m'encouragent en chœur. Je pousse aussi fort que je le peux, aussi parce que plus je pousse et moins je ressens la douleur des contractions. Je me demande si mes contractions sont efficaces, je ne sens aucun avancée.

Je continue de pousser les contractions suivantes et je sens bien que la tête est bloquée et que cela me provoque une douleur aiguë. Je vais au-delà de cette douleur et j'entends un "Crac". La gynécologue, qui vérifie tout de suite, me dit que je viens d'avoir une petite déchirure. Mon bébé continue sa progression au fil des contractions et des poussées et je continue de ressentir cette sensation, telle une barrière, qui provoque une douleur vraiment aiguë. Puis vient ce moment où la sage-femme me dit : "Regardez votre bébé, il est là! Venez le chercher".

J'en oublie la douleur, je tends les bras vers ce petit truc tout gluant et le pose contre moi. Je dois répéter plusieurs fois d'affilée "Mon bébé !". Je suis émue, soulagée.

Mon bébé est né à 13h10, avec un poids de 2 kg 620 pour 43 cm. Il est arrivé avec un mois d'avance et est en parfaite santé.

Je n'arrive toujours pas à croire que j'ai réussi à accoucher sans péridurale, j'ai réussi !

Certes, sur le moment la douleur a été intense et insoutenable, mais au final j'ai réussi. Alors que plus de 80% des femmes accouchent avec péridurale, moi, je l'ai fait sans. Je ne blâme personne car nous sommes toutes différentes face à la douleur. Pour ma part j'ai le sentiment d'avoir gagné une bataille, je suis tellement fière de moi que j'en ai oublié toutes les douleurs.

J'avais gagné une bataille certes, mais j'étais loin d'avoir gagné la guerre. En effet, je savais que j'allais en baver pendant la grossesse, que j'allais en baver pendant l'accouchement mais personne ne m'avait dit à quel point j'allais en baver après l'accouchement.

Entre les points, l'hématome, les hémorroïdes qui sont apparues durant l'accouchement et les douleurs dans le bas du dos, j'ai mis plusieurs heures avant de pouvoir me lever parce que je n'y arrivais pas. Je me suis levée la première fois le soir à 19h soit 6h après mon accouchement.

Le lendemain je n'ai pas été capable de donner le bain à mon bébé car je ne tenais pas debout plus d'une minute sans appui. J'ai eu du mal à marcher pendant une semaine et j'ai eu mal durant quinze jours ensuite. Malgré tout, pour rien au monde je ne reviendrais en arrière. Quand j'entendais les mamans dire "tu verras, on oublie" je n'imaginais pas qu'on puisse oublier qu'on ait eu mal, mais c'est vrai, le bonheur de voir bébé blotti dans nos bras efface toutes les douleurs.

Je ne pense pas avoir été touchée par le baby blues, j'étais peut-être trop fière de cet accouchement et c'est pour cette raison que je le raconte aujourd'hui. J'adore raconter à quel point nous, les femmes, derrière nos petites manières, nous sommes fortes !

Aujourd'hui mon bébé a quatre mois, il nous en a fait voir de toutes les couleurs son premier mois, entre la jaunisse, les nuits sans dormir, les coliques, etc. Mais ça c'est du passé, et un sourire, un regard effacent tous nos malheurs. C'est notre bonheur, je n'aurais jamais pu imaginer aimer quelqu'un autant que je l'aime, il me rend heureuse.

Bon courage à vous futures mamans, vous allez y arriver. Ayez confiance en vous.

Une naissance dans l'eau racontée par une sage-femme

Août 2010 - 15h de travail

HÔPITAL - VOIE BASSE - 1ER ACCOUCHEMENT - À TERME - NON DÉCLENCHÉ - TÊTE EN BAS - SANS PÉRIDURALE - GROSSESSE SIMPLE

———————————————

Voilà que je me lance enfin dans le récit de mon accouchement, depuis le temps que je voulais le faire. Mon petit prince est né dans l'eau, sans péridurale comme je le souhaitais, le 13 août 2010 à 17h17. Je suis sage-femme et depuis que je me sais femme, j'ai toujours su que je voulais être mère. À travers tous les naissances auxquelles j'avais assisté en tant que sage-femme, j'avais pu affiner mes envies concernant mon propre accouchement. On m'avait souvent demandé si le fait d'avoir assisté à tant de naissances, de savoir tout ce que je savais, d'avoir vu tout ce que j'avais vu, me faisait encore plus peur pour mon propre accouchement. Mais c'était tout le contraire, j'étais impatiente de vivre l'expérience moi-même et confiante dans ma capacité en tant que femme à donner naissance à mon bébé.

Ma grossesse s'était super bien passée, elle avait été idyllique. J'avais eu peu de nausées, aucun mal à dormir ni à me déplacer et surtout une libido d'enfer. Je n'étais pas du tout pressée d'accoucher. Je ne m'étais jamais sentie aussi bien et aussi femme qu'enceinte.

Quand j'ai atteint la trente neuvième semaine de grossesse, j'ai commencé à me sentir prête à mettre au monde mon bébé, pour enfin le rencontrer et le serrer dans mes bras.

J'étais plutôt sereine pour l'accouchement, j'avais fait une préparation Yoga et je savais que mes deux sages-femmes seraient là. J'accouchais dans le lieu où je travaillais donc je me sentais comme à la maison. C'est un petit privilège de la profession car j'avais pu choisir ma sage-femme, une collègue et amie, qui m'avait suivie tout le long de ma grossesse et m'avait assuré qu'elle serait là pour le grand jour, qu'elle travaille ou non. J'avais également choisi d'avoir à mes côtés ma meilleure amie, sage-femme elle aussi, et qui m'avait également assuré de sa présence.

Avec une telle configuration j'étais donc très sereine pour mon accouchement. Ma seule inquiétude était que mon mari ne puisse pas se libérer de ses contraintes au boulot quand je rentrerais en travail.

Ma quarantième semaine de grossesse était bien entamée. Le 12 août au soir, je commence à ressentir des contractions plus fortes que d'habitude ; j'ai eu l'habitude des contractions utérines tout au long de ma grossesse mais celles-ci sont bien différentes. Elles ressemblent à des douleurs de règles. Il est 23h, je me dis que la chose la plus sage à faire est d'essayer de dormir pour être reposée si jamais les choses doivent prendre une autre tournure.

À 3h du matin, je me réveille parce que je viens de rêver contractions douloureuses. Mais ce n'est pas du tout un rêve, ce sont des contractions douloureuses qui m'ont réveillée. Elles sont réelles, elles sont douloureuses, il faut je souffle. Je reste silencieuse pendant une heure avant de réveiller mon homme. J'essaie différentes positions pour essayer de soulager la douleur.

Après avoir réveillé mon mari, je file prendre une douche. Je ne suis pas très confiante, les contractions sont déjà très douloureuses et ce n'est que le début, j'appréhende la suite.

Heureusement que je réussis à chasser ces pensées négatives très rapidement parce que la journée s'annonce très longue.

J'ai très mal au dos à chacune des contractions. Elles sont encore assez espacées mais je suis certaine que ce n'est pas une fausse alerte.

Ma meilleure amie travaille ce jour-là. Je dois donc la prévenir afin qu'elle puisse échanger sa garde pour venir me soutenir, ce qu'elle peut faire. Elle nous rejoint assez rapidement.

Quand elle arrive, j'ai vraiment mal et je n'arrive pas à trouver de positions confortables pour me soulager. Je veux un bain mais je n'ai pas de baignoire chez moi. Nous prenons alors rapidement la direction de la maternité afin de pouvoir utiliser la grande baignoire.

J'habite à dix minutes à pied de l'hôpital, nous décidons donc d'y aller à pied. Il fait beau, bon, il y a peu de monde dans Paris car c'est un matin d'août. À chaque contraction, je m'arrête pour respirer et faire mes sons "Ooooooooohhhhh" tel que j'ai appris pendant mon cours de Yoga, ça fait rire ma copine et mon mari.

Nous arrivons à la maternité à 8h environ. Ma sage-femme est là, elle nous reçoit. Elle m'examine pour voir où j'en suis, je suis dilatée de deux centimètres ce qui signifie que le chemin est encore long. Elle me fait ensuite un monitoring. La position allongée est difficile à tenir, je ne supporte pas ces sangles et je ne suis pas patiente.

Une fois le monitoring terminé, je me précipite vers la baignoire et m'immerge dans cette eau tiède. Quel bonheur! Ça fait tellement de bien, je suis détendue, je rigole même avec ma copine et mon mari entre les contractions, et pendant je fais toujours mes vocalises, ça m'aide énormément. Sans la baignoire et mes vocalises, je ne sais pas si j'aurais réussi à gérer ces contractions que je ressentais dans le dos.

Le temps passe et petit à petit je m'isole de plus en plus dans ma bulle. J'ai les yeux fermés, je ressens mon environnement. J'alterne entre le bain et la table, j'alterne les positions, je cherche mon confort.

Très vite vient le moment de me faire un nouveau monitoring. Je suis à moitié sur le dos, à moitié sur le côté, mon mari doit me tenir la jambe gauche en l'air selon un angle bien précis, que seul moi connais. Ma sage-femme me masse l'autre cuisse et mon amie me soutient, elle m'aide à m'accrocher à un tissu pendant les contractions.

À ce moment-là, je commence à comprendre pourquoi certaines futures mamans demandent la péridurale et je me dis que si au prochain examen je ne suis pas complètement dilatée, je vais peut-être moi aussi la demander, mais je n'ose pas partager ma pensée avec ma sage-femme et mon amie.

Ma sage-femme procède à l'examen de mon col, je suis à 10, youpi ! Elle a peut-être un peu aidé, elle doit certainement sentir que je fatigue. Elle m'explique aussi que le bébé a la tête tournée dans le mauvais sens et qu'il faut que je reparte dans la baignoire à quatre pattes pour essayer de le pousser afin qu'il tourne. MAMMA MIA ! Que c'est dur de se mouvoir à 10 cm ! C'est la mission pour aller dans la baignoire !

Une fois dans la baignoire, ma sage-femme la remplit à fond avec de l'eau bien chaude pour soulager mes douleurs. Je peux donc commencer à pousser et là, OH MON DIEU - je ne suis pas croyante - mais ça fait tellement mal que je veux arrêter de pousser. Je dis que je ne veux plus pousser, que je veux qu'on me le sorte. Je n'en peux plus, j'ai l'impression de divaguer, je sais que je dis n'importe quoi, mais quelque part, ça me fait du bien.

C'est un moment vraiment très difficile, très douloureux, j'ai mal au dos mais vu que je suis à quatre pattes, accrochée aux bras de mon mari qui est devant moi, mon dos est hors de l'eau au moment des contractions. Entre chaque contraction, je commence à dire "De l'eau, de l'eau !". Au début, mes sages-femmes pensent que j'ai soif mais elles comprennent très vite que je veux de l'eau sur mon dos et elles se mettent à m'asperger le dos d'eau entre chaque contraction.

Pour la petite anecdote, ma rudesse et mon manque de politesse choquent mon mari. Mes sages-femmes, elles ne sont pas vexées, elles en ont l'habitude, c'est difficile de garder son self control dans ce genre de situation intense. Ces hommes ! On voit bien que ce n'est pas lui qui souffre.

Je continue donc de pousser, j'essaie de me dépasser, de gérer cette douleur. Je fais quelques pauses en suppliant ma sage-femme "une petite pause, juste deux minutes…", ce qui la fait rigoler. Je me souviens de ce moment clef, entre les poussées, où j'entends renifler à côté de moi. Quand j'ouvre mes yeux, je vois mon chéri qui est en train de pleurer parce qu'il souffre de me voir souffrir. Ça me donne de la force, alors je pousse comme une folle et je sens mon bébé descendre et sortir.

C'est une sensation tellement magique, LA DELIVRANCE ! Elle est suivie d'un moment comique lorsque ma sage-femme fait passer mon bébé entre mes jambes, sous l'eau, et me dit "Attrape-le!". Et moi de lui répondre : "Il est où ? Il est où ? Mais il est où ?".

Et oui, vu que j'ai toujours les yeux fermés, et que les ai eus fermés tout le long du travail, je ne pense même pas à les ouvrir. Nous rigolons tous bien dans la salle, ça fait du bien de rigoler après l'épisode de douleur que je viens de vivre.

Lorsque j'ouvre les yeux, je vois mon fils sous l'eau, les yeux ouverts et les bras tendus. Je l'attrape avec une énergie telle que mes sages-femmes croient qu'il va voler en l'air. Et là, c'est l'euphorie, le bonheur total. Il est là. Je pleure en disant "Merci merci, mon chéri" à mon mari, je répète cette phrase en boucle. Mon mari était réticent à avoir un enfant, Il m'a fallu du temps pour le convaincre. Et mon bébé est là, si petit, si beau, si chaud, tout contre moi, c'est magique.

Au moment de la délivrance, je dois sortir de la baignoire dont on commence à vider l'eau. Je coupe le cordon et je donne mon fils à son papa pour qu'ils fassent du peau à peau, un moment qu'il apprécie vraiment beaucoup. Quant à moi, je me lève, je fais deux mètres jusqu'au lit pour la délivrance de placenta ; ce n'est pas un moment agréable du tout.

Après un état des lieux rapide, ma sage-femme me dit que je n'ai pas besoin de points de suture, je n'ai aucun déchirure. Je suis soulagée ! Je peux alors prendre mon bébé pour le mettre sur moi en peau à peau. Je pleure de bonheur.

Toutes mes collègues du jour viennent me féliciter et aussi se rassurer car il paraît que j'ai été un peu bruyante avec mes vocalises !!

Le souvenir de la douleur n'est pas parti immédiatement, mais il s'est dissipé déjà le lendemain et une semaine après, j'étais prête à recommencer!

Pour la petite anecdote, ma copine, qui n'avait pas d'enfant à l'époque et qui était un peu sceptique quant à ma méthode de vocalises trop bruyantes selon elle, a finalement eu recours à cette technique lorsqu'elle a donné naissance à son bébé deux ans plus tard, naissance à laquelle j'ai assisté. Depuis, elle recommande à toutes ses patientes de faire ces vocalises!

Voilà pour la naissance de mon fils, un souvenir intense, magique, de bonheur dans lequel je viendrai me ressourcer dans les moments de baby blues.

Le grand saut

Septembre 2010 - 14h de travail

HÔPITAL - VOIE BASSE - 1ER ACCOUCHEMENT - À TERME - NON DÉCLENCHÉ -
TÊTE EN BAS - SANS PÉRIDURALE - GROSSESSE SIMPLE

Ma grossesse s'est déroulée plutôt sereinement. À l'approche de ma date d'accouchement, j'ai un contrôle du col, il est bien fermé et mon ventre est encore haut. Je dis à un ami que mon bébé n'est pas près de sortir et que l'accouchement n'aura pas lieu avant un moment.

Le 20 septembre, je passe l'après-midi chez ma mère ; elle est pour moi une présence bienveillante. Dans l'après-midi je commence à ressentir comme des tensions au niveau du ventre. Tout au long de ma grossesse, je me suis posée de nombreuses questions concernant l'accouchement et surtout la douleur, mais le grand moment approchant, la douleur n'est plus ce qui me préoccupe.

On m'avait dit que les contractions ressemblaient à des douleurs de règles, mais en plus fort. Je n'ai pas cette impression, au début ce n'est pas vraiment désagréable, je sens qu'un truc se passe dans mon ventre et j'espère secrètement que ce sont bien des contractions. Je dis à ma mère qu'il y a peu de chances que ça en soit mais l'idée de découvrir enfin mon bébé, de le tenir dans mes bras m'enthousiasme au plus haut point.

En fin d'après-midi je ne suis toujours pas certaine d'être en plein travail, mais les contractions, elles, se poursuivent.

N'ayant pas pris de cours d'accouchement j'essaie de me souvenir de tout ce que j'ai pu lire sur le sujet ; je prends donc du Spasfon puis je me mets à chronométrer. Et j'en ai très vite marre de surveiller chaque contraction ! Je décide donc de lâcher prise et je rentre chez moi à pied avec ma mère. Je me dis que cette petite marche de deux kilomètres pourra certainement aider à accélérer le travail et la dilatation du col.

Arrivée à la maison, je prépare le dîner, mon mari rentre du travail et on mange rapidement avec ma maman. Moi je n'ai pas très faim car je suis très excitée à l'idée que mon accouchement est pour bientôt. Je refais une très courte promenade avec ma mère et puis je commence à me sentir fatiguée. J'ai déjà fait pas mal de kilomètres dans la journée, entre les marches avec ma maman et le shopping toute la matinée. Ça en fait des kilomètres avec mes 20 kg de grossesse à trimbaler…

Ma maman rentre ensuite chez elle en me faisant jurer de l'appeler si je décide d'aller à l'hôpital. Les contractions sont un peu plus prononcées, mais supportables alors je vais prendre une douche chaude.

Je décide d'aller me coucher assez tôt, vers 21h30, et là, je commence à avoir mal à chaque contraction. Bizarrement, ce n'est pas une souffrance ordinaire, je suis euphorique quand je sens que ça fait mal car je pense à mon bébé qui va arriver. J'ai tellement peur de me faire une fausse joie, ayant entendu parler des "faux travails" mais je me dis que si ça fait mal, c'est certainement parce que l'accouchement est proche. Cette seule pensée me permet de gérer la douleur.

Vers 22h00 j'appelle l'hôpital pour expliquer mes symptômes et à ma grande déception, la sage-femme me dit que ce n'est certainement pas pour maintenant et qu'il est inutile de venir à l'hôpital au risque d'être renvoyée chez nous ou de devoir patienter très longtemps. Elle me dit qu'il est préférable d'attendre à la maison plutôt qu'à l'hôpital et ajoute que si l'accouchement est proche, je le sentirai et j'aurai certainement beaucoup plus mal que ce que je lui décris. Elle termine en me demandant de rappeler quand la douleur deviendra insupportable.

Après avoir raccroché, je suis très déçue, mon moral en a pris un coup, je me dis que je vais souffrir atrocement et en plus que je suis seule. De nombreuses pensées anxiogènes se bousculent dans ma tête. Heureusement que mon mari se montre très rassurant, ce qui m'apaise, bien que la douleur, elle, s'accentue.

Je me couche et j'attends une heure. La douleur devenant très vive, je rappelle l'hôpital. Lorsque la sage-femme me demande si la douleur est insupportable, je relativise et lui réponds que ça fait très mal, mais que ça va. Avec mon caractère effacé, je ne veux pas m'imposer, du coup, même sentence : attendre à la maison.

Je repars donc me re-coucher, en passant par la case toilettes, et là je découvre qu'il y a plein de sang visqueux dans ma culotte. Prise de panique, je dis à mon mari qu'il faut qu'on parte directement à l'hôpital, car je viens de perdre ce qui ressemble au bouchon muqueux.

L'hôpital est à 10 minutes de voiture de chez nous. Nous pouvons donc rouler sans trop de stress, la circulation étant plutôt fluide à 23h !

À mon arrivée à l'hôpital, je remets mon dossier à la sage-femme et je lui précise bien que j'ai fait toutes les analyses pour pouvoir avoir une péridurale. Elle me dit que la perte du bouchon n'est pas synonyme d'un accouchement imminent et que vu mon état il est trop tôt pour faire une péridurale. Il vaut donc mieux laisser le col se dilater naturellement avant d'installer la péridurale qui, elle, ralentirait le travail. Elle m'installe pour faire un monitoring, elle ne trouve pas nécessaire de vérifier mon col tout de suite et elle part s'occuper d'une autre future maman qui gémit très fort dans une chambre voisine.

Les cris de cette autre femme sont effrayants mais le fait d'être à l'hôpital me rassure, et même si les contractions sont douloureuses, je suis plutôt détendue.

Au bout d'une demi-heure, la sage-femme revient lire le compte rendu du monitoring. Elle me dit que les contractions semblent fortes mais encore très irrégulières. Selon elle, il n'y a rien d'imminent et si mon col est fermé alors je peux rentrer chez moi. Second coup de massue pour moi, je veux tellement accoucher.

Avant de me laisser partir, elle souhaite examiner mon col pour s'assurer qu'il est bien fermé. Je vois alors son visage blêmir. Et là, j'assiste à une conversation vraiment très drôle :

Sage-femme — "Euh… en fait, vous êtes à 7"

Mon mari — "7 quoi ?"

Sage-femme — "7 sur 10"

Mon mari — "Ah, ok!". Puis il me regarde d'un air dubitatif et me dit "7 sur 10 quoi ?"

Sage-femme — Ça veut dire qu'on va en salle d'accouchement tout de suite !

Dans ma tête, je n'ai qu'une chose à l'esprit, ma péridurale. Alors je demande à ma sage-femme quand elle pense qu'on va pouvoir me poser ma péridurale. Elle passe un coup de fil et me répond : "Toutes les salles d'accouchement sont prises, vous allez installer vos affaires dans votre chambre et prendre une douche, ça devrait être prêt dans une demi-heure".

Mon mari et moi allons à l'étage installer nos petites affaires et il m'accompagne à la douche. L'eau chaude me fait beaucoup de bien. Les contractions sont de plus en plus fortes mais je garde le sourire, je sais que je n'en ai plus pour très longtemps. Mes copines m'ont expliqué qu'une fois la péridurale posée, il n'y a plus aucune douleur, c'est comme "magique".

Après ma douche, je déambule dans les couloirs avec mon mari en attendant qu'on vienne me chercher. La sage-femme arrive, me demande de me déshabiller entièrement et m'emmène dans une salle obscure avec un tapis et un ballon.

Une fois là-bas, elle me fait un nouvel examen du col, je suis dilatée à 8 cm, il est 00h30. Je lui dis que c'est super, mais que je veux ma péridurale. Elle m'explique que le travail est presque fini et que poser la péridurale maintenant pourrait le ralentir. Elle me dit que j'ai l'air de bien gérer les contractions et elle me suggère de continuer tout le travail ainsi sauf si les douleurs deviennent intenables.

J'accepte donc sa proposition. Je fais des exercices de respiration, du ballon, mon homme me masse le dos. C'est vraiment très douloureux, je sens chaque contraction arriver et je respire à peine entre deux.

Je n'en peux plus, je demande à la sage-femme de me poser la péridurale, je luis dis que je n'en peux plus. Elle me répond : "Non c'est trop tard madame, vous allez accoucher maintenant."

À ce moment précis, je me sens complètement désemparée, je suis épuisée et je commence à avoir envie de pousser.

Je commence donc à pousser, j'essaie de pousser dans toutes les positions et il ne se passe rien. Sur le côté, sur le dos, accroupie, rien ne bouge. Absolument rien.

À 5 heures du matin, je suis à bout de forces, j'ai besoin qu'on me donne du sucre, j'ai l'impression que je vais m'évanouir, ma tension est très basse. Je demande à pouvoir m'allonger, on m'installe sur la table, sur le dos, les pieds dans les étriers, pour que je puisse recommencer à pousser, et cette fois-ci je sens que le bébé pousse avec moi.

Pendant une heure entière, je pousse à chaque contraction, mais la douleur est trop vive, du coup je n'accompagne pas les contractions complètement jusqu'au bout. J'ai l'impression que le bébé est bloqué contre une butée au bout de mon utérus.

J'interpelle alors la sage-femme et lui dis : "Je pousse mais il y a comme une barrière au bout". Elle me répond LA phrase qui débloque mon accouchement : "Eh bien imaginez la barrière, et poussez pour la franchir". Cette barrière c'est probablement mon périnée. Je fais ce qu'elle dit et je pousse en hurlant de toutes mes tripes, et je sens mon bébé franchir la barrière petit à petit.

Mon mari me dit tout excité : "On voit les cheveux !" La sage-femme me propose un miroir pour que je puisse aussi voir les cheveux, mais ça ne me tente pas du tout. Je suis admirative de mon mari qui me coache sans failles.

À 6h40, la tête sort, et à 6h48 le reste du corps suit. Je suis sans voix, à bout de forces. Je ne ressens presqu'aucune émotion lorsqu'on me pose mon fils contre moi. Je suis soulagée mais ma tension très faible me prive de toute forme d'exaltation, et puis il faut encore pousser pour faire sortir le placenta. Je n'y arrive plus mais je pousse tout de même et je sens que la sage-femme passe à l'intérieur de moi un genre de compresse très rêche. Cette sensation est très désagréable. Elle me recoud ensuite pendant trois quarts d'heure parce j'ai une grosse déchirure.

Mon bébé fait 4 kg pour 50 cm ! La sage-femme m'avoue plus tard qu'elle m'aurait posé la péridurale si elle avait su que le bébé était si gros. Quant à moi finalement, je suis très fière d'y être arrivée sans.

Mon mari est en larmes et moi je ne ressens pas grand-chose pour cet enfant, ni pour rien, je suis juste contente qu'il ne soit plus en moi.

Deux heures après l'accouchement, je peux regagner ma chambre avec mon fils. Mon mari part travailler et moi je prends un petit déjeuner qui me redonne un peu de force. Je suis encore trop faible pour me tenir debout, étant donné que les saignements ont été importants. L'infirmière évoque une éventuelle transfusion, j'acquiesce à tout ce qu'elle dit, je ne comprends rien.

Vers 11h00, je dors pendant une petite heure, et à midi, le défilé des visites commence. Pour faire bonne figure et pour ne vexer personne, je reçois tout le monde, famille, belle-famille, amis. Au fil de la journée, j'accumule énormément de fatigue.

Mon bébé pleure toutes les demi-heures, je ne réussis pas à fermer l'œil avant 4 heures du matin, moment où une sage-femme prend mon bébé pour que je puisse me reposer un petit peu. Je m'endors pendant deux heures, deux heures de sommeil réparateur et quand j'ouvre les yeux, mon regard se plonge dans le regard de mon fils qui, lui, est réveillé depuis longtemps. Une sage-femme est venue le déposer sur mon oreiller face à moi. Aussitôt j'ai ces mots : "Tu es à moi, toi !". Et c'est à ce moment précis, alors que nous sommes les yeux dans les yeux, le lendemain de sa venue au monde, que j'achève mon accouchement. Je suis emplie d'une émotion d'une telle intensité, encore aujourd'hui indescriptible pour moi, que des larmes de bonheur me viennent à chaque fois que j'y pense.

En résumé, je retiens de mon accouchement plusieurs enseignements : il faut s'écouter et rester maître de la situation. Si on ne peut pas bénéficier de la péridurale il ne faut pas s'en faire, la douleur est une sensation particulière car une fois le but atteint, on a l'impression d'avoir gravi une montagne. On plane littéralement. Cela rend plus fort.

Aujourd'hui encore il m'arrive de me dire : "Si j'ai réussi à accoucher sans péridurale alors je peux bien réussir telle ou telle chose". Cet accouchement, c'est l'expérience la plus intense de ma vie et je suis heureuse de l'avoir vécue ainsi. Mon seul regret est d'avoir eu à attendre le lendemain pour ressentir ce que la plupart des mamans ressentent lorsqu'elles tiennent leur bébé dans leur bras la toute première fois.

J'accouche à la maison

Maison - Piscine - Chambre - Salon - Intimité - Drap - Cocon - Visualiser - Délivrance - Doigts - Centimètres - Cordon - Ombilical - Joie - Pleurs - Cris - Émotion - Larmes - Doutes - Pleurs - Bonheur - Bouchon Muqueux - Quatre pattes - Accroupie - À genoux - Douche chaude - Vague - Accompagner - Surfer - Nue - Chambre - Dépassement de soi - Insurmontable - Volonté - Femme - Écoute - Découverte - Partenaire - Impatience - Désespoir - Périnée - Respirer - Ocytocine - Fissurer - Progresser - Maternité - Submergée - Famille - Papa - Soutien - Déclencher - Rencontrer - Se préparer - Symbiose - Euphorie - Exalter - Gémir - Masser - Clinique - Mal - Haptonomie - Écarter - Enceinte - Soulagée - S'abandonner - Liberté - Régulières - Découragée - Revigorée - Forte - Invincible - Fière - Mère - Bulle - Concentrée - Sereine

Une naissance paisible

Janvier 2014 - 16h de travail

À DOMICILE - VOIE BASSE - 2ND ACCOUCHEMENT - À TERME - NON DÉCLENCHÉ -
TÊTE EN BAS - SANS PÉRIDURALE - GROSSESSE SIMPLE

Mon fils, je te dédie ces quelques lignes, elles sont écrites avec toute ma sensibilité et mon amour pour toi.

Ton histoire commence en janvier 2013 quand je décide, avec l'accord de ton papa, d'arrêter ma pilule. Il faut attendre quatre mois de plus pour que tu prennes attache dans mon ventre. Le 29 mai 2013, après six jours de retard de règles, je fais un test de grossesse et sans réelle surprise, mais avec beaucoup d'émotions, il se révèle positif. Quelle joie ! Je ne le sais pas encore mais tu naîtras exactement huit mois plus tard.

Dans notre famille, nous croyons profondément que la grossesse et l'accouchement physiologiques ne doivent pas être placés au milieu d'une médicalisation outrancière et souvent inutile. Nous pensons que la naissance est un phénomène naturel et que la plupart des femmes possèdent les ressources nécessaires pour mener à bien cette danse. Les hôpitaux sont là pour les personnes malades, qu'irais-je y faire, moi, qui me sens si vivante depuis que je porte un enfant ?

Pour la deuxième fois, nous nous tournons donc vers Monique, notre sage-femme, pour un accompagnement global et un projet de naissance à domicile. Chaque mois, j'attends nos rendez-vous avec impatience et chaque fois, c'est un moment de plaisir, de détente, un temps hors du temps.

Trois saisons s'écoulent. Mon ventre s'arrondit par ta présence. Grâce aux séances d'haptonomie, nous apprenons à te connaître, petit être invisible mais déjà tellement présent. Mis à part les nausées et les vomissements qui me suivront jusqu'au dernier jour de ma grossesse, je vis ce qu'on appelle une grossesse idéale, sans encombres. Je travaille même jusqu'à 8 mois et demi de grossesse.

Le 28 janvier 2014, je suis tirée du lit par la sonnerie du téléphone, c'est le numéro de l'école, je suis enseignante. J'hésite à décrocher parce que je n'ai plus envie de penser au boulot mais ma conscience professionnelle me pousse quand même à répondre. Et je fais bien. Ils m'ont trouvé un remplaçant ! Je l'attendais depuis si longtemps, je suis soulagée. Je vais enfin pouvoir me reposer, profiter de cette grossesse qui tend vers la fin et surtout, je vais pouvoir accoucher en ayant l'esprit libre.

Toute la matinée, je nettoie la maison, je récure les placards de la cuisine, j'aspire, je lave les vitres. Certains diront que je me concentre sur mon nid pour préparer ta venue, ils n'ont peut-être pas tort. Demain, ce week-end, la semaine prochaine ou plus tard ? Quel jour choisiras-tu pour venir au monde ? Quand seras-tu prêt, mon bébé ? Tu habites en moi depuis si longtemps mais finalement, qui es-tu ?

Vers 16 heures, je me mets en route. Je vais chercher mon fils chez sa nounou et ton papa à la gare. Ton frère, qui possède une passion pour tout objet ayant des roues, est enjoué dès qu'il voit un train arriver. Ses cris de joie font beaucoup rire quelques voyageurs qui attendent sur le bord du quai. Je le porte, le berce, le fais tourner dans mes bras. Une mère trouve toujours de la force et de la place pour porter tous ses enfants.

Sur le chemin du retour, nous faisons quelques courses pour le repas du soir. Quand nous voilà rentrés à la maison, je ressens de très légères contractions. Elles ne sont ni douloureuses ni régulières mais tout de même bien perceptibles. Pendant que ton frère est dans son bain, j'en profite pour faire des exercices sur mon ballon et noter l'intervalle entre chaque contraction. J'espère secrètement que mes mouvements de bassin vont accélérer les contractions et modifier mon col.

Nous mangeons vers 19h. Manger est un bien grand mot car je n'ai vraiment pas faim et le simple fait de regarder la nourriture me donne la nausée. Ton pauvre papa est bien déçu que je ne mange pas, je lui promets que je réchaufferai mon assiette plus tard. Je fais les cent pas dans la salle à manger et dans le salon. Lorsqu'une contraction arrive, je pose mes mains sur mes hanches et je fais des mouvements rotatifs avec mon bassin. Je vois que ton papa me regarde avec insistance. J'imagine qu'il attend que je lui dise «le travail commence» mais je ne dis rien et je me contente de m'asseoir à table pour le rassurer. De toute manière, notre sage-femme nous a prédit que tu arriverais probablement à terme, comme ton frère, alors je ne pense pas que ton arrivée puisse être imminente.

Après avoir couché ton frère, nous lançons un film au salon. Ton papa est dans le canapé et moi je suis toujours perchée sur mon ballon, les avant-bras posés sur l'accoudoir du fauteuil. Tu bouges énormément, beaucoup plus fort que d'habitude. Peu à peu, les contractions s'espacent puis finissent par disparaître complètement. J'avoue que je suis un peu déçue, je commençais à croire que nous entrions dans une phase de pré-travail.

Vers 23h15, nous allons nous coucher. Je me colle tout contre ton papa, je me sens paisible mais cela ne va pas durer. En effet, je sens une contraction inhabituelle qui m'enserre tout le bas-ventre et j'entends un bruit de craquement très net. Je ne bouge plus, je suis comme paralysée, j'attends. Je sens une petite fuite entre mes jambes. Mon cœur bondit, mon corps tressaille. Je sors du lit et il n'y a plus de doute, une énorme vague d'eau tiède noie mon pantalon. J'avertis ton papa, je danse, je ris, je cours, je chante, je ne sais que faire. Je sais juste que je vais te donner la vie, que je vais te rencontrer. Je sais aussi que je vais avoir mal mais cela ne me fait plus peur.

D'une main, je maintiens une serviette de bain entre mes jambes et de l'autre, j'attrape le téléphone pour prévenir Monique en prenant soin de m'excuser de la déranger à cette heure bien tardive. Elle me pose quelques questions et nous convenons ensemble de son départ. Nous descendons au rez-de-chaussée. Ton papa rassemble le matériel nécessaire pour ta naissance et il éclaire l'extérieur pour accueillir Monique.

Moi, j'allume quelques bougies et je mets de la musique relaxante. J'ai l'impression de préparer une grande fête et d'attendre mes invités avec l'excitation qu'on peut ressentir un soir de Noël. Il règne un mélange de magie, de fébrilité et aussi l'envie de ne pas rater une miette de ce moment, assurément l'un des plus importants de notre vie.

Monique arrive, on s'embrasse chaleureusement, on se sourit et je lui dis très naturellement : « qu'est-ce que je suis contente de te savoir près de nous ! ». Je crois qu'elle n'imagine pas à quel point c'est vrai et sincère ! Je lui explique que j'ai perdu les eaux mais que depuis 22h, je n'ai pas de contractions. Elle veut savoir si tu es engagé dans mon bassin ou pas sans toucher vaginal et grâce à une simple palpation de mon ventre, elle arrive à le voir.

Elle m'explique que ton épaule est à quatre ou cinq centimètres de mon pubis, ce qui signifie que tu es bel et bien engagé. Elle vérifie aussi ma hauteur utérine, qui est plus petite qu'à mon rendez-vous du neuvième mois. C'est un autre signe de ton engagement dans mon bassin. Je ne peux m'empêcher de penser qu'à l'hôpital, j'aurais déjà été pénétrée par des doigts inconnus pour vérifier ta position. Nous en profitons pour écouter ton petit cœur qui bat très bien.

Je prépare du thé pour tout le monde. Tous les trois, nous parlons et rigolons beaucoup. Je confie à Monique ma crainte que le travail ne démarre pas spontanément et qu'il faille le déclencher à l'hôpital. Elle ne cherche pas à occulter la réalité mais elle est très confiante.

Elle nous propose de prendre un peu de repos. Son conseil est sage, je sais que les prochaines heures vont être terribles, merveilleuses mais terribles, alors il me faut des forces et du repos. On convient de faire le point par téléphone en début de matinée si rien ne nous pousse à le faire avant. Dans la nuit noire, Monique retourne auprès de sa famille et nous, nous allons nous coucher. J'envoie quelques SMS à ma maman et à mes meilleures amies pour les prévenir.

Le moment de détente est de bien courte durée. Vers 6h du matin, je suis réveillée par une contraction douloureuse. Je reconnais tout de suite cette douleur, elle n'a rien de semblable avec celle des contractions de fin de grossesse qui préparent le corps au travail de l'accouchement. Au fond de moi, je sais que c'est le début. Je ne réveille pas ton papa qui dort à côté de moi car j'ai besoin de solitude. Sur la pointe des pieds, je me dirige vers la salle de bain et je m'assieds sur les toilettes. J'essaie de compter l'intervalle entre mes contractions, ça varie entre 4 et 7 minutes. Au bout d'un moment, j'enlève ma montre et je la pose loin de moi pour me concentrer sur mon ressenti. En posant mes mains sur mon ventre, je t'appelle, je te murmure « mon tout petit... » . Ces trois mots résonnent dans la pièce, comme pour garder le lien entre toi, moi et mon corps.

Ton papa se lève et me rejoint. Il ne semble pas vraiment surpris de me retrouver là. Je lui demande de téléphoner à Mamilou qui va garder ton frère. Je n'ai jamais envisagé sa présence lors de ta naissance. Pour lâcher prise complètement, j'ai besoin de le savoir dans d'autres bras bienveillants et sécurisants. Ceux de Mamilou regroupent ces deux qualités. Alors que je suis toujours assise sur les toilettes, ton papa se charge de réveiller et préparer ton frère. Je descends juste au moment où Mamilou arrive. Je ne parle presque pas, je suis dans ma bulle, je me contente juste

d'embrasser ton frère. Derniers câlins, dernières mains qui s'agitent derrière la fenêtre en guise d'au revoir. Je suis très émue de le voir partir. La
prochaine fois que je le verrai, il sera grand frère et pourtant il me paraît
si petit.

Ton papa prépare le petit-déjeuner. Moi, je téléphone à Monique. Le
bébé semble prêt, le petit-déjeuner aussi. Voilà deux bonnes raisons pour
qu'elle nous rejoigne. Nous rions. L'odeur de chocolat chaud arrive à mes
narines, ça sent bon, ça me rappelle des souvenirs d'enfance. La douleur
me coupe l'appétit, je n'ai jamais faim quand j'accouche et pourtant,
mon dernier repas remonte à la veille à midi alors je m'efforce de grignoter quelques biscuits aux céréales et siroter un thé.

Très vite, je sens que les contractions s'intensifient et se régularisent,
elles prennent du temps pour atteindre leur sommet et redescendent très
lentement également. Je marche beaucoup, je laisse s'échapper de ma
bouche des sons graves prolongés. Entre deux contractions, je regarde par
la fenêtre pour me rapprocher de la nature. Le ciel est bleu, sans un nuage. Les arbres sont statiques, il n'y a pas de vent pour les faire trembler.
Tout est paisible. Quelle belle journée pour naître ! J'essaie de t'imaginer
à l'intérieur, dans la lumière rougeâtre de ma matrice, secoué, enserré par
mon utérus qui se raidit et se relâche au rythme des contractions, appuyé
sur mon col. Que ressens-tu là-dedans ? As-tu mal, toi aussi ? Sens-tu
ma force t'accompagner ? Entends-tu mon cœur qui bondit à l'idée de
te rencontrer ?

J'aimerais bien aller à l'étage et prendre un bain. Ton papa m'accompagne et fait couler de l'eau très chaude mais la baignoire est grande et
prend du temps à se remplir. Nue, je me penche en avant sur le rebord
du lavabo. Je demande à ton papa de me masser en appuyant très fort
sur mes reins. Je continue à prononcer des « hummm » bien graves. Je me
tortille, je gémis. La douleur me donne la nausée.

La chaleur de l'eau me porte et me décontracte. Je suis à genoux, les
jambes légèrement écartées, je pose mes coudes sur le bord et je fais flotter
mon bassin à la surface de l'eau en le balançant de gauche à droite. Dans
cette position, le robinet se trouve juste au niveau de mon dos. Je l'ouvre
pour que mes reins puissent recevoir de l'eau chaude en continu. Dans
l'eau, les contractions sont plus fortes mais durent moins longtemps.

Nous n'allumons aucune lampe artificielle, les rideaux laissent passer légèrement la lumière de dehors. La salle de bain est donc plongée dans une semi-obscurité. Je me recentre sur mon corps et je me déconnecte de l'extérieur. Je ne prête même pas attention à l'arrivée de Monique, présence pourtant si précieuse.

Je fais des vocalises, j'émets des sons de voyelles très graves qui vibrent de ma gorge jusque dans mon ventre. Peu à peu, ces mélodies lisses et régulières se transforment en hurlements et injures. Pour la bienséance, on repassera !

Une envie pressante me fait sortir de mon bain pour aller aux toilettes et j'ai l'impression de mourir tellement la douleur est intense en dehors de l'eau. Ces quelques minutes passées assise sur la cuvette me font pleurer et jurer que plus jamais je n'aurai d'enfants.

Je retourne dans la baignoire, je me mets d'abord couchée sur le dos mais la douleur est insoutenable dans cette position. Je me glisse donc sur le côté en position fœtale et je comprends alors que ce n'est pas une question de bonne ou mauvaise position. Contraction après contraction, la douleur monte de plus en plus, immense, intense. Je commence à sangloter, c'est vraiment dur. Je perds pieds. D'une voix très calme, Monique me parle, m'encourage, m'incite à penser à mon bébé. C'est vrai, il ne faut pas oublier que je ne suis pas seule. Mon bébé, tu es là, toi aussi. Tu es mon guide. Férocement, tu cherches à entrer dans la vie et j'ai aussi mon rôle à jouer dans cette naissance, je dois t'y aider, je dois me ressaisir.

Ton papa me caresse le dos, le visage et m'enroule une serviette de bain autour de la nuque pour que je sois bien. Moi, je lui broie l'avant-bras à chaque contraction. Il est mon roc, mon pilier. Je l'aime si fort.

La douleur est terrible, atroce, interminable. J'ai mal et je le clame. J'ai l'impression d'être dans cette baignoire depuis une éternité. Monique me masse les reins pendant un long moment. Elle me demande si je désire changer de position ou sortir de la baignoire. Je sais que c'est plus facile pour elle d'accompagner les accouchements en dehors de l'eau mais à ce stade, il m'est impossible de bouger. Ce bébé naîtra dans cette baignoire.

Soudain, une douleur différente apparaît. Je sens mon bassin s'écarter, s'étendre, s'écarteler. Dedans, je sens ton engagement, tes avancées, tes ralentissements... et puis l'envie de pousser. C'est incontrôlable, instinctif, presque animal. Monique me chuchote qu'à partir de maintenant, le temps m'appartient. Il n'y a rien pour entraver mon rythme. J'ai juste à écouter mon corps et mes besoins. D'abord, je tente de pousser couchée sur le côté avec ma jambe droite posée sur le rebord de la baignoire mais je sens que mes efforts ne sont pas efficaces. Je décide donc de me mettre en position grenouille : à genoux, les jambes écartées et les mains posées au milieu pour garder l'équilibre. Et ça change tout !

Mon corps pousse tout seul, je ne fais rien, je laisse faire, c'est une sensation très étrange. Pendant plusieurs contractions, je pousse de toutes mes forces. Monique me guide et m'encourage. Tu arrives, tout le monde retient son souffle. Je glisse une main tremblante vers ma vulve qui s'étire par le passage de ta tête sans aucune douleur ni sensation de brûlure. Je laisse ma main sur ta tête, tu avances sans jamais t'arrêter. C'est fort et pourtant si doux. Ta tête baigne dans l'eau, tu as les yeux fermés et je te trouve déjà infiniment beau.

Le reste de ton corps ne tarde pas à glisser à travers moi. Je t'attrape sous les bras et te remonte contre ma poitrine.

De l'ombre à la lumière.

15h14, je suis bouche bée, tout est allé si vite. Je ne pleure même pas, ton papa le fait pour moi. Tu es si tranquille, si chaud, si doux. On nous enveloppe dans des serviettes de bain pour que tu n'aies pas froid. Naturellement, je te susurre quelques mots : bienvenue mon bébé, tu as bien travaillé, je suis ta maman et voici ton papa, bienvenue mon tout petit.

Au bout d'une vingtaine de minutes, je rassemble mon courage pour me lever, traverser le couloir et aller me coucher sur mon lit en te tenant toujours contre ma poitrine. En effet, le cordon nous relie toujours. Nous avons passé un long moment à buller, à se découvrir, sous la couette. C'est là aussi que nous avons découvert ton sexe en écartant les serviettes qui t'entourent : tu es un petit garçon, notre deuxième et pourtant si unique.

Monique nous prodigue tous les premiers soins au lit, c'est un véritable confort qu'elle nous offre. Tu es en parfaite santé, il semblerait que tu n'aies même pas besoin d'un temps d'adaptation à la vie extra-utérine.

Quand Monique annonce ton poids, nous n'en revenons pas. Tu pèses 4 kg 300, un vrai rugbyman ! S'en vient la question du prénom, nous en avions retenu deux mais nous n'arrivons pas à nous accorder. Je repense à un prénom que j'aime beaucoup mais que nous n'avons jamais vraiment envisagé, je le propose à ton papa, il est d'accord. Pour rire, on demande à Monique et elle approuve aussi. C'est donc à ta naissance que l'on choisit ton prénom !

De cette naissance, je garderai trois petites cicatrices au niveau du périnée mais surtout, je garderai le souvenir d'un calme absolu, d'un respect infini et des mains qui savent faire mais qui savent aussi ne rien faire quand il n'y a rien à faire.

Naissance de mon bébé coiffé

Août 2012 - 17h de travail

À DOMICILE - VOIE BASSE - 1ER ACCOUCHEMENT - À TERME - NON DÉCLENCHÉ -
TÊTE EN BAS - SANS PÉRIDURALE - GROSSESSE SIMPLE

———————————

Cela fait quelques jours que mon fils est parmi nous et pourtant j'ai l'impression qu'il a toujours fait partie de notre vie, de notre famille. Il est là, blotti contre moi, les paupières fermées, le souffle paisible. En le regardant, je me demande comment j'ai pu vivre sans lui.

Pour raconter le début de son aventure sur terre, de notre aventure, il faut revenir un petit peu en arrière. Lorsque j'ai entendu parler d'accouchement à domicile pour la première fois, j'étais jeune adulte. Une voisine de ma marraine avait accouché chez elle et en l'écoutant parler de cette naissance particulière, je fus troublée et passionnée. J'ai commencé à l'envisager pour moi il y a trois ou quatre ans.

Pour moi, accoucher à la maison n'est ni un coup de tête de bobo-écolo, ni un retour en arrière comme je peux l'entendre si souvent. C'est avant tout un grand pas en avant dans ma vie de femme, de mère, dans ma confiance en moi et en mon corps et c'est surtout un choix posé et mûrement réfléchi. Pouvoir choisir, c'est déjà être libre.

Le 1er août 2012, je termine ma quarantième semaine d'aménorrhée, je suis très impatiente mais heureuse, je vis beaucoup plus sereinement depuis quelques jours car j'ai décidé de lâcher prise. Je sais que bébé va bien, là, au chaud et qu'il a juste besoin de terminer ses neuf mois et qu'il viendra quand il sera prêt.

Je suis angoissée à l'idée de ne pas pouvoir l'accueillir à la maison, je suis terrorisée à l'idée de devoir subir un déclenchement à l'hôpital. Et son papa qui plaisante en disant que ce bébé n'a pas été fait hors frontière, c'est bien un pur bébé Suisse, c'est donc normal qu'il prenne déjà tout son temps !

En début d'après-midi, je décide d'aller gratter dans mon potager et c'est au milieu des salades et des outils de jardin que je ressens une première contraction douloureuse. Quoi de plus naturel que le jardinage pour lancer un travail ?

Malheureusement il se met à pleuvoir, c'est le déluge, le ciel gronde et je n'aime pas ça. Je rentre donc m'abriter au chaud pendant qu'une deuxième contraction arrive. J'essaie de ne pas trop m'emballer, je ne veux pas me faire de fausses joies, mais ça ressemble à un début du travail. Je m'installe sur le canapé, sous une couverture avec une tisane, bien au chaud. Moi, qui suis devenue une adepte des téléfilms, je n'ai même pas envie d'allumer la télévision, j'ai juste envie d'attendre d'autres contractions. Mais j'attends, j'attends et rien ne se passe. Alors je commence à lui parler : « Je suis prête, mon bébé. Je n'ai pas peur. Et toi non plus tu ne dois pas avoir peur car je suis là pour t'aider. On forme une bonne équipe tous les deux, on va faire du bon boulot. Alors si tu as envie de venir maintenant, viens… Je suis prête ».

Le soir venu, force est de constater que je n'ai plus eu de contractions depuis mes deux petites de l'après-midi. Je m'effondre dans les bras de mon homme et je pleure toutes les larmes de mon corps parce que je suis triste, découragée. Mon homme trouve toujours les bons mots pour me rassurer quand je ne vais pas bien mais là, il est maladroit. Je crois qu'il commence aussi à être un peu épuisé. Si une fin de grossesse fatigue une maman, il en est de même pour le papa. Je monte me coucher avec le cœur lourd mais j'arrive tout de même à m'endormir assez vite.

À 23 heures, une contraction me réveille mais je l'ignore. Fini les faux espoirs. Je me surprends même à dire à mon corps que je voulais qu'il se décide une bonne fois pour toutes au lieu de me donner ces fausses alertes.

À 23h10, une nouvelle contraction. Dix minutes plus tard une autre encore. Mon mari vient de se coucher et est étonné de me voir réveillée, il me demande si tout va bien. Je décide de l'avertir tout en lui disant qu'on va attendre de voir s'il y en a d'autres qui arrivent avant de se réjouir. Dix minutes plus tard, en voilà une autre.

Je discute avec mon mari et je lui dis que j'aimerais dormir, ou du moins, me reposer car je sais au fond de moi que je vais avoir besoin d'énergie durant les prochaines heures. Et par la même occasion, il faut qu'il se repose lui aussi car je vais avoir besoin de lui.

Je me cale dans le lit, en mettant plein de coussins dans mon dos, et on éteint les lumières. Il fait totalement noir dans la chambre et cette obscurité complète me relaxe. Bizarrement, je ne suis pas excitée, ni agitée, juste très sereine.

Evidemment, je n'arrive pas à dormir. Mes contractions, bien que largement supportables, m'empêchent de sombrer dans un sommeil. Je me contente de fermer les yeux et de profiter du calme de la nuit. Les heures passent et bientôt, l'aube point et je sens que les contractions commencent à s'intensifier. Comme c'était agréable ce début de travail en douceur. C'est exactement ce qu'il me fallait, à moi, la placide qu'il ne faut pas brusquer, et encore moins la nuit.

Nous descendons à la cuisine parce j'ai une terrible envie de yaourt nature. Mon mari me prépare le petit-déjeuner et moi je me mets dans ma bulle. Je m'appuie avec mes coudes sur le plan de travail et je fais aller mon bassin de gauche à droite, de droite à gauche. J'essaie de ne pas me raidir, je relâche un maximum mes bras, ma tête et mon ventre. Entre deux contractions, j'avale mon petit-déjeuner sur la terrasse, ça me fait du bien de manger et de boire. Les branches des arbres se plient sous le poids du vent léger et je profite de la fraîcheur du matin et du chant des oiseaux. Quelle liberté, quel plaisir!

Il est un peu plus de sept heures, je pense que Béatrice, notre sage-femme, est réveillée, alors je décide de la prévenir. Je lui explique le déroulement de ma nuit et je lui dis que depuis une petite heure, les contractions sont plus douloureuses tout en précisant que dans l'immédiat, je gère bien et que sa présence n'est pas indispensable tout de suite. Au son de ma voix, elle se rend bien compte que pour le moment je gère bien toute seule. On décide alors de se téléphoner au milieu de la matinée pour refaire le point, ou avant si besoin.

Je continue à faire mes mouvements de bassin et dès que je sens arriver une contraction, je prends une longue et grande inspiration et je souffle tout doucement. Je n'arrive pas à faire ma bulle à cause de l'excès de lumière. Au rez-de-chaussée, il fait trop clair. Nous avons une grande véranda qui nous offre beaucoup de luminosité. Je me sentirai mieux à l'étage où rien ne pourra me distraire et je veux monter l'escalier tant que je peux encore le faire. Mon homme passe devant moi et je me soutiens sur ses épaules pour m'aider. À chaque contraction, on s'arrête, puis l'on repart jusqu'à la prochaine. J'ai bien fait de ne pas être restée plus longtemps en bas car les contractions se rapprochent et sont de plus en plus douloureuses. J'aurais eu du mal à monter l'escalier.

Arrivée en haut, je m'assieds sur la cuvette des toilettes. A présent, la respiration ne suffit plus à calmer la douleur, je crie des "Ooooh" et des "Aaaah", je gémis. Je demande à mon homme de me masser le bas du dos d'une main et de me donner l'autre que je serre fort.

On appelle Béatrice, j'ai besoin d'elle, de sa présence, de ses mains expertes, de sa voix rassurante. Elle attendait notre appel, elle sera là dans quinze minutes. Je l'attends, assise sur les toilettes. La pesanteur exercée par cette position doit certainement aider à la dilatation.

Béatrice sonne à la porte et on va lui ouvrir. Je lui demande de faire vite parce que j'ai besoin d'une main à serrer. Je plaque mes mains sur le mur à côté du wc et j'enfouis ma tête dans mes bras. Béatrice est là, elle est habillée avec de jolies couleurs vives, c'est un véritable soleil qui rentre dans la salle de bain. Elle se met accroupie face à moi et pose ses deux mains sur mes genoux. Je sais qu'elle sait. Je sais qu'elle sait combien ça fait mal. Elle ne dit pas un mot pourtant, je me sens rassurée, apaisée. Elle reste avec moi un petit bout de temps et elle écoute le cœur de bébé. Tout va bien. Elle descend chercher tout son matériel dans sa voiture, elle n'en a pas pour longtemps. Mon homme prend sa place, face à moi. À chaque contraction, je lui serre très fort les mains, j'enfouis ma tête dans son épaule et je crie très fort. Le pauvre.

J'ai faim, j'ai soif, j'ai chaud. J'ai l'impression que je viens de courir un marathon. Béatrice descend me chercher un énorme verre d'eau bien froid et un quartier de melon. Ça me fait du bien, ça me rafraîchit. Dans un moment de répit, je trouve la force de me lever, de traverser le palier et de rentrer dans notre chambre à coucher, aidée par mon homme et Béatrice. Il faut dire que la douleur me met K.O., je me sens très faible et j'ai les jambes en guimauve. Je m'effondre sur le tapis en face de la porte-fenêtre, couchée sur le côté. Qu'on ouvre vite cette fenêtre, il me faut de l'air !

La douleur monte en flèche. J'appréhende chaque contraction, j'ai peur de ne plus réussir à les gérer, et les contractions deviennent de plus en plus intenses.

Respirer l'air frais de l'extérieur me fait du bien. Béatrice arrive avec une casserole d'eau bouillante dans laquelle elle trempe des morceaux de tissus pour me les mettre sur le bas-ventre et les reins. Je ressens vraiment les bienfaits antalgiques de la chaleur. Il faut souvent replonger les tissus dans l'eau chaude, et mon homme et Béatrice s'y mettent à deux.

J'ai mal, vraiment très mal, tellement mal, une douleur semblable à aucune autre. Je pense à toutes ces femmes qui doivent surmonter des contractions pareilles couchées sur le dos, dans l'incapacité de bouger. Je les plains et je me sens chanceuse.

Béatrice écoute de nouveau le cœur de mon bébé. Tout est parfait mais moi, je n'arrive pas à me couper de l'extérieur et à rentrer dans ma bulle. Je me sens prisonnière de la douleur. Une envie imminente de vomir me prend et j'ai à peine le temps de le dire qu'il est trop tard, je vomis sur le tapis. Ce n'est pas grave, me dit Béatrice pour me rassurer. Je sens que mon homme est inquiet et perdu face à cette douleur terrassante. Il tente tant bien que mal de m'apaiser en me caressant les cheveux et en me disant que je suis très courageuse.

Béatrice installe une bâche sur notre lit qu'elle recouvre de vieux draps puis je m'y installe. Je nourris l'espoir que si elle fait cela, c'est qu'elle sait que la fin est proche. Je m'allonge dessus en position fœtale, je me sens engloutie par la douleur. J'ai peur. Je ne m'arrête plus de gémir. Je cesse juste quelques secondes pour reprendre mon souffle et puis je recommence. La mère que je vais devenir redevient une toute petite fille qui tremble de partout. Je me dis que je n'y arriverai jamais.

Je demande à Béatrice qu'elle m'examine pour savoir où j'en suis, je lui dis que c'est insupportable, que je veux qu'elle m'emmène à l'hôpital. Elle ignore ma demande et me dit que je m'en sors très bien, que je suis très forte. Je suis plaquée sur mon lit par une douleur qui est maintenant constante, je n'ai plus de répit. Mon homme continue de me mettre des serviettes chaudes dans le bas du dos mais je lui crie d'arrêter, je ne veux plus qu'on me touche. Personne. Je veux mourir. J'ordonne à Béatrice de me faire un toucher vaginal. À ce moment, je suis très agressive dans mes paroles. Pourtant, ça ne me ressemble pas. Elle me dit que c'est bientôt la fin mais que mon col se replie un peu. À la contraction suivante, elle fait une petite manœuvre pour que le bébé puisse s'engager. Elle me dit que si mon bébé le souhaite, il peut passer.

Mon homme ferme les rideaux et allume quelques bougies. La cire parfumée arrive jusqu'à moi, je vis cela comme un petit moment de plaisir. Mais très vite, l'intensité du travail reprend et la douleur est d'une violence indescriptible. Je suis fatiguée, démunie de forces, je n'en peux plus. Je répète plusieurs fois "Faites quelque chose !". Mon homme me dira par la suite que cette phrase l'a tué. Il se sentait intensément impuissant.

Soudain, les contractions sont différentes. Elles s'accompagnent d'une envie irrépressible de pousser. Je le dis à Béatrice qui me répond "si tu le sens, c'est que c'est le moment". Je suis soulagée. Soulagée parce que cette interminable naissance tourmentée va bientôt prendre fin. Je n'ai pas envie de rester allongée. Je me laisse tomber par terre où je me mets à genoux face au lit. Je peux maintenant pousser quand je le veux. Je laisse faire mon corps qui pousse tout seul. On voit maintenant la poche des eaux qui arrive sur mon périnée puis qui remonte. À chaque fois, j'ai l'impression que mon intérieur s'écarte en deux. C'est atroce. Qu'on me coupe le périnée, qu'on aille chercher ce bébé, moi, je n'en peux plus. Ce bébé ne passera jamais.

Quand le bébé descend, j'empoigne la couverture et je hurle à la mort. Je dois aider un peu mon corps, je dois pousser avec mon corps à la prochaine contraction. À la contraction suivante, je pousse de toutes mes forces. Mon homme est sur le lit, face à moi, il m'encourage, il pousse avec moi. Béatrice est derrière moi et me dit qu'à chaque fois, la poche sort un peu plus. Elle met un miroir entre mes jambes et je réalise que la poche des eaux n'a pas encore percé. Elle forme une grosse boule blanche translucide à l'entrée de mon vagin. C'est fabuleux, je tremble de partout et j'ai déjà les larmes aux yeux, je répète "Merci ! Merci !" mais je dois me concentrer sur la fin.

La tête sort, sans sensation de brûlure, toujours dans sa poche mais elle éclate peu de temps après. Je sens mon périnée s'étirer de plus en plus. J'avais peur du passage des épaules mais finalement, son petit corps glisse tout seul, enveloppé dans sa membrane. Béatrice le réceptionne et me le passe entre mes jambes.

16h05. J'attrape ce petit corps tout chaud et tout mouillé. Je me tourne et je m'assieds contre le lit. Je pleure de joie, de soulagement, mon chéri pleure aussi. Notre joie est à son comble. Le bébé, lui, ne pleure pas, il pousse juste un petit miaulement. Je ne cesse de dire "Mon bébé, mon bébé, il est là !", la voix pleine de sanglots.

Béatrice nous félicite, elle me serre dans ses bras et nous enveloppe dans des serviettes de bain. On ne pense même pas à regarder le sexe, tellement abasourdis par ce que nous venons de vivre. Béatrice m'aide à enlever les membranes qui l'entourent et je pousse délicatement le cordon, il fait noir mais je distingue bien... C'est un garçon ! Nouvelles larmes. Il est tout beau, tout rose. Je ne me lasse pas de le regarder.

Bienvenue mon petit bonhomme, mon tout petit. Nous passerons le reste de notre journée dans le lit, à nous découvrir, et tu prendras ta première tétée à la lueur des bougies. Merci mon bébé, mon premier enfant. On dit qu'être né coiffé amène la chance. Nous espérons que ton existence sera marquée par celle-ci. Merci à mon chéri, mon amoureux, d'avoir été là, tout le temps et d'avoir cru en moi, sans cesse. Merci Béatrice, "Passeuse de vie", pour ta joie de vivre et ta passion. Tu fais partie de ces personnes qui marquent la vie de ceux qui ont la chance de croiser ta route.

Un accouchement express

Mars 2012 - 1h de travail

À DOMICILE - VOIE BASSE - 4ÈME ACCOUCHEMENT - À TERME - NON DÉCLENCHÉ
- TÊTE EN BAS - SANS PÉRIDURALE - GROSSESSE SIMPLE

———————————————

Le 23 mars 2012, ma sage-femme Claire passe à la maison en fin de matinée pour le dernier rendez-vous. Elle procède à un examen rapide de mon col, il est postérieur et mou. C'est mon quatrième accouchement et au vu des précédents accouchements post-terme, je sais que ça peut durer encore avant le grand jour.

L'après-midi, je m'affaire, quelques contractions se font sentir mais rien de bien concret. En allant chercher les enfants à l'école le soir, j'ai droit à une pluie de questions classiques et commentaires du genre "Tu es encore là, toi ?", "Tu n'as pas accouché ?".

Plus tard dans la soirée, après avoir couché les enfants, je passe le reste de ma soirée tranquillement avec mon mari à regarder la télé. J'ai quelques contractions et je sens qu'au fur et à mesure elles sont de plus en plus longues et fortes. Seul hic, elles ne sont pas du tout régulières. Je suis à une semaine du terme et au fond de moi, je n'y crois pas à ce début de travail.

On finit par aller se coucher vers minuit, et pour parfaire cette impression de faux travail, je m'endors plutôt rapidement. Mais à 1h15, je suis réveillée par une contraction qui me cloue sur place. Sans m'affoler je sors ma montre et commence à chronométrer les contractions. Elles sont espacées de huit à dix minutes.

Mon mari se réveille et me propose de descendre au salon où je serai plus à l'aise. Les contractions sont de plus en plus intenses, espacées de six minutes ; je les supporte plus ou moins en étant debout ou en étant assise sur le ballon.

Je finis donc par dire à mon mari d'appeler Claire qui doit faire une bonne demi-heure de route avant d'arriver chez nous. Mais là, Claire nous annonce qu'elle se trouve déjà chez une autre famille et qu'elle ne pourra pas venir. Je ris jaune. Nous savions qu'une autre maman avait, à deux semaines près, le même terme, mais de là à ce que ça tombe le même jour, à la même heure.

À ce moment je me dis quand même que c'est moi la première, mais je lui explique que je n'ai pas perdu les eaux, que les contractions sont à peu près gérables. Je mens un peu sur le coup, en pensant à l'autre maman qui elle est en plein travail. Je suis toujours dans mon monde, je n'y crois toujours pas. On convient malgré tout de rester en contact téléphonique. Toujours grâce à mes précédentes expériences d'accouchement, je me dis que ça peut encore durer quelques heures, j'aurai bien le temps de paniquer plus tard. Installée tranquillement pour un thé/café, la tasse chaude sur le ventre me fait tellement de bien que je me décide à aller prendre un bain. J'ai une énorme contraction alors que je me lève de ma chaise, je m'agrippe au cou de mon mari et "POF", la poche des eaux se rompt dans un grand splash. Panique à bord ! J'atterris enfin, c'est bien réel, c'est le moment, mon bébé va arriver dans très peu de temps. Mon mari est un peu dépassé par les évènements qui s'enchaînent.

Pendant ce temps-là, je me dirige vers la salle de bain, je dois m'arrêter tous les deux pas à cause des contractions qui s'en donnent à cœur joie, et elles s'accompagnent déjà d'une forte sensation de poussée. Mon mari me rejoint. Arrivée dans la salle de bain, je trouve un endroit où me poser, je m'accroche au porte-serviettes, tremblante, et je me concentre sur la poussée. Une contraction arrive, je pousse, je ne peux m'empêcher de laisser passer un cri très bestial, qui sur le moment me paraît bizarre par son intensité. La tête sort. Vient une nouvelle contraction, je pousse de nouveau, je ressens une douleur courte et fulgurante suivie d'un immense soulagement. Là le papa se relève et j'aperçois ma petite puce, toute rose. Il me la tend, je la prends dans mes bras et respire cette si bonne odeur, l'accueille avec des larmes de joie, de soulagement et de relâchement aussi. Elle est si belle, toute chaude, toute douce, avec des petits cheveux hirsutes comme ses sœurs et son frère, des petits yeux qui tentent de s'ouvrir et des petits cris d'une si douce mélodie.

Claire rappelle pour prévenir que le travail n'avance pas pour l'autre maman et qu'elle est en route pour nous rejoindre. Avec un grand sourire je lui annonce que nous sommes trois à l'attendre, elle nous demande juste de garder bébé bien au chaud et nous dit qu'elle sera là dans 5 minutes. En arrivant, elle constate que tout va bien, la mise au sein est bien lancée, maman et bébé vont bien, le placenta est sorti comme un boulet de canon et est tout à fait normal. Poucinette est pesée, elle fait 3,250 kg.

On s'occupe des différents papiers, je me sens un peu groggy vu la vitesse à laquelle notre vie est devenue plus belle. A 7h20, pile à l'heure, mon petit gars, fraîchement grand frère nous rejoint pour le traditionnel câlin du matin. Son papa lui annonce que le bébé est arrivé. Les yeux tout brillants, il se lance dans un sprint pour aller réveiller ses sœurs. Notre fille est née le 24 mars à 3h25, et la vie à 6 peut commencer!

La naissance de notre ange dans notre maison

Décembre 2012 - 4h de travail

À DOMICILE - VOIE BASSE - 3ÈME ACCOUCHEMENT - À TERME - NON DÉCLENCHÉ - TÊTE EN BAS - SANS PÉRIDURALE - GROSSESSE SIMPLE

Tout commence le matin de ce fameux jour où tu es arrivé. Ton papa se lève comme d'habitude vers 6h30 et je me réveille en même temps que lui. J'ai une sensation étrange en me levant, je suis consciente qu'il s'est passé quelque chose dans la nuit et que j'ai eu des contractions douloureuses, même si ça ne m'a pas pour autant sorti de mon sommeil. Je vais aux toilettes et je vois qu'il y a un petit filet de sang quand je m'essuie. En riant, j'annonce à ton papa que c'est le grand jour. Je retourne au lit et avec ton papa on discute, je lui raconte même des blagues, ce qui est étrange car je ne suis pas du matin.

Vers 7h, lui s'apprête pour aller au boulot et moi je me lève pour aller réveiller tes grandes sœurs pour l'école. Dès que je me mets debout, je commence à avoir quelques contractions, je ne chronomètre rien mais je sens bien qu'elles sont fréquentes.

Vers 7h45, j'envoie un message à ton papa :« Aïe aïe aïe! Prépare-toi à rentrer quand je te donne le top chrono ! » Je commence ensuite à chronométrer l'écart entre chaque contraction, elles ont lieu toutes les deux minutes. Ça y est, la machine est lancée, c'est aujourd'hui que tu naîtras.

Vers 8h00, je téléphone à ton papa pour lui demander de rentrer, je lui dis que mes contractions sont très rapprochées, que j'ai un peu peur de rester seule et que le travail risque de s'accélérer assez rapidement. Dans la foulée j'appelle également Simone, notre sage-femme et je lui annonce que le travail a certainement commencé et que les contractions sont inconfortables.

Mon dernier cours de préparation à l'accouchement a lieu à 10h. Elle me demande de venir si seulement je m'en sens capable et dans tous les cas de la tenir au courant. En attendant, tes sœurs prennent leur petit déjeuner puis je tente de les apprêter pour l'école mais en vain. Je suis perturbée, j'ai la tête ailleurs, j'ai juste hâte de me retrouver seule dans ma bulle. Elles ne savent pas que tu vas bientôt arriver et je ne veux pas leur annoncer la nouvelle. Heureusement que le papa arrive rapidement pour les emmener à l'école. Je vais enfin pouvoir me concentrer sur moi-même.

Je vais prendre ma douche, je dois m'arrêter régulièrement pendant les contractions pour souffler, je sens le bas de mon dos se serrer, j'ai besoin de m'étirer. Après ma douche je commence à tout préparer, je fais le lit avec des alèses, je sors tout le nécessaire pour l'après accouchement, le matériel médical loué, la trousse à pharmacie que m'a fait préparer ma sage-femme et les bassines.

Ton papa ne tarde pas à rentrer de l'école, il est plutôt détendu parce qu'il voit que je gère bien pour le moment. Moi je m'affaire, je fais des allers-retours dans le salon, j'ai du mal à me poser tellement l'excitation est grande.

Ton papa est sur son ordinateur dans le salon alors je décide de le rejoindre. Pendant les contractions, je m'étire le dos en prenant appui sur la table, ça me soulage bien. Je commence alors à perdre de plus en plus de bouchon muqueux et j'ai besoin de mettre une alèse sur la chaise histoire de ne pas en mettre partout. Quand je ne m'étire pas, je fais les cent pas dans toute la maison, je veux rester active afin d'accélérer le travail.

Il est 10h00, je ne vais finalement pas aller à mon dernier cours d'accouchement et je commence à avoir vraiment mal ; je suis obligée de souffler de plus en plus fort pendant chaque contraction. J'appelle Simone et à ma voix elle comprend tout de suite que je commence à avoir très mal. Elle me dit qu'elle va annuler le dernier cours de préparation et me rejoindre au plus vite. Je suis impatiente qu'elle arrive.

Je décide d'aller l'attendre dans ma chambre, je me dis que je serai beaucoup plus à l'aise dans mon lit. Entre temps les contractions s'intensifient de plus en plus. À chaque contraction, je dois me mettre sur les genoux ou à quatre pattes et j'étire mon dos, c'est la seule position qui me soulage un petit peu.

Ton papa n'est pas avec moi, je suis seule avec ma douleur. Cela m'exaspère parce que j'ai besoin de sa présence, de son soutien, j'ai besoin de lui près de moi mais lui se contente de faire des allers-retours.

Quelques minutes plus tard, j'entends un craquement et je sens un liquide chaud couler le long de mes cuisses. Prise de panique, je crie pour que ton papa vienne au plus vite. Il arrive et je fonds en larmes ; je suis submergée par mes émotions et la douleur s'est grandement intensifiée ; je sens qu'on est passé au niveau supérieur.

Alors que ton papa m'aide à changer l'alèse trempée, je lui demande d'appeler Simone pour savoir où elle est. La douleur est tellement forte que j'ai vraiment besoin qu'elle soit là. Il a à peine composé le numéro que la sonnerie de la porte retentit. C'est Simone ! Je suis soulagée.

Elle monte les escaliers pour nous rejoindre et quand elle arrive dans la chambre, je suis en train de gérer une contraction, à quatre pattes, la tête enfouie dans le coussin. Elle attend que la contraction passe avant de me parler. Elle s'installe alors près de moi et nous commençons à discuter tous les trois. Pendant les contractions, nous nous arrêtons tous de parler et Simone m'aide à respirer en soufflant avec moi.

Le temps semble avoir ralenti et je me sens un peu plus sereine.

Vers 10h45, Simone vérifie mon col ; je suis à quatre pattes pour être sûre de pouvoir gérer une éventuelle contraction. Dans cette position elle n'arrive pas à trouver mon col et il faut que je m'allonge. Je m'allonge donc, mais c'est tellement difficile de bouger, je souffre et la position est vraiment inconfortable. Le toucher vaginal est très douloureux mais Simone réussit à atteindre mon col : je suis dilatée à 5 cm.

5 cm, ce chiffre qui pourtant n'est pas si mal ne m'encourage pas plus que ça parce que je souffre déjà tellement et que j'ai encore la moitié du chemin à parcourir. En plus, pour mon premier accouchement, au même stade, je n'avais presque pas souffert donc c'est difficile de prévoir ce qui m'attend.

Juste après l'examen, Simone décide d'écouter ton petit cœur ; il bat la chamade et de l'entendre me fait un bien fou. Elle me donne ensuite de l'homéopathie pour tenter d'espacer les contractions et de les raccourcir par la même occasion. L'homéopathie fait rapidement effet, j'ai très vite plus de répit entre les contractions mais elles deviennent plus fortes et la position à genoux devient complètement inefficace.

Simone me propose d'explorer d'autres positions pour me soulager et nous commençons par la position assise sur le ballon. Ce n'est pas désagréable mais ce n'est pas non plus très efficace ; à chaque contraction je me jette sur le lit donc autant dire que l'essai n'est pas concluant.

Nous essayons ensuite la position debout. J'ai envie de rester debout et à chaque contraction, Simone m'aide à basculer mon bassin, et ça semble me soulager. Mais j'en ai très rapidement marre, et je retourne dans mon lit. Aucune position ne me soulage vraiment et les contractions sont de plus en plus douloureuses et rapprochées. Je me crispe chaque fois, j'ai l'impression de perdre pied. Heureusement que Simone m'aide à respirer. Elle me demande de me recentrer sur toi mon bébé et de te guider vers la sortie, de te montrer le chemin.

Vers 11h45, Simone me dit que tu arriveras dans les prochaines minutes ; elle semble si confiante que je décide de la croire. J'ai tellement mal.

Ton papa est assis en face de moi sur le ballon alors que Simone est à ma gauche. Moi, je me remets à genoux ; à chaque contraction je pleure de désespoir, je dis que je n'en peux plus, que je veux que tout s'arrête. Simone me réconforte en me disant que je suis certainement en phase de transition et que c'est pour cela qu'elle pense que tu vas bientôt arriver.

Au bout de quelques contractions, je suis prise d'une envie de pousser et je sens mon pubis comme s'écarter. Je dis à Simone que tu es dans mon bassin ; j'ai envie de me mettre accroupie mais je n'arrive pas à tenir sur mes jambes à cause de la douleur. Je demande à Simone de me donner le siège d'accouchement sur lequel je m'assois ; ça me soulage instantanément, c'est exactement ce qu'il me faut.

Comme je veux vérifier par moi-même si tu arrives, Simone met du désinfectant sur mes mains pour que je puisse te toucher en toute sécurité, mais je ne te sens pas, ta tête ne se présente pas encore et chaque contraction intensifie mon envie de pousser alors je pousse. C'est étrange parce que je sens que j'ai repris du poil de la bête, je suis dans l'action, je me sens au contrôle et mon humeur a complètement changé. Je regarde ton papa dans les yeux, et il me fait un beau sourire suivi d'un clin d'œil qui me remplit de force pour affronter la contraction suivante. Je pousse, je pousse si fort ! Le souffle laisse place à un bruit, un râle qui me surprend beaucoup car pour tes sœurs aucun son n'est jamais sorti, mais là, c'est plus fort que moi.

Après quelques minutes de répit, la contraction suivante arrive accompagnée de l'envie de pousser. Mes mains s'agrippent à mes cuisses, je pousse de toutes mes forces et le son qui sort de ma bouche est si puissant ! Je ressens cette brûlure, si caractéristique, et je sais que tu es là, tout près.

Simone écoute ton cœur, il est plus faible que tout à l'heure parce que tu n'es pas très confortable, coincé dans mon bassin. Elle commence ensuite à préparer tout le matériel pour ton arrivée. À la contraction suivante, je pousse très longtemps et très efficacement. Je sens ta tête sortie mais je ne réussis pas à m'arrêter de pousser alors ton petit corps suit. Je te sens glisser hors de moi tout entier. La fraction de seconde qui suit, j'ouvre les yeux et tu es là, devant moi. Je t'attrape et te serre contre moi. Je n'arrive pas à réaliser que tu es là. Tu es si beau, si rond.

Ton papa nous prend tous les deux dans ses bras, on s'embrasse, je lui dis que je l'aime. Je te regarde, tu es blotti dans mes bras et tu me regardes aussi. Je ne pleure pas, je ne suis pas inquiète ; je demande juste à Simone si tout va bien et tout va bien. Tu es tout rose et paisible. Je te mets au sein, nous sommes en peau à peau ; ton papa et Simone m'aident à enlever le siège d'accouchement pour que je puisse m'allonger. Ils doivent faire attention parce que nous sommes encore reliés par ton cordon ombilical.

Pendant que tu prends ta première tétée, Simone fait un petit état des lieux et tout est intact, je n'ai aucune déchirure. J'expulse rapidement le placenta ; Simone m'assure que tout est sorti. Elle prépare ensuite le matériel pour couper le cordon ombilical et ton papa me fait la surprise en me disant que je peux le couper, pour la première fois. Il me dit qu'il l'a déjà coupé pour tes sœurs et que je peux moi aussi avoir l'honneur de le faire. Nous attendons qu'il cesse de battre puis, d'un petit coup de ciseaux, je coupe ton cordon ombilical.

Une fois le cordon coupé, Simone me fait ma toilette et avec ton papa ils nettoient le lit et mettent de nouvelles alèses propres. Elle s'occupe ensuite de toi avant que tu ne rejoignes à nouveau mes bras.

Nous restons quatre jours lovés l'un contre l'autre dans le lit sur lequel tu es né, comme pour prolonger ta vie in-utero. Il me faut quelques jours pour me remettre de la douleur intense que j'ai ressentie mais c'est tellement merveilleux de t'accueillir dans notre foyer et de t'offrir une naissance si respectueuse !

Ton papa et moi sommes très fiers. La douceur qui a accompagné ta naissance se reflète dans ton caractère, tu es un petit garçon très sage et paisible.

Une naissance inattendue dans ma cuisine

Juin 2015 - 5h de travail

À DOMICILE - VOIE BASSE - 2ND ACCOUCHEMENT - À TERME - NON DÉCLENCHÉ - TÊTE EN BAS - SANS PÉRIDURALE - GROSSESSE SIMPLE

———————————

Cela fait plusieurs mois que j'ai commencé l'écriture de mon récit d'accouchement, il me tardait de pouvoir enfin le partager avec vous. Au même moment, il y a un an, j'étais en plein travail et je n'avais aucune idée de l'aventure que j'allais vivre.

Avant mon accouchement, j'ai lu tous les récits d'accouchement sans péridurale sur le site Les Ptits Mwana, je les ai lus et relus de nombreuses fois. Merci à toutes les mamans qui les ont partagés parce que c'est en partie ce qui m'a donné la conviction que moi aussi je pouvais réussir à accoucher sans péridurale. En vous lisant, et en voyant comment vous avez réussi à surmonter la douleur et surtout en lisant qu'aucune d'entre vous ne le regrette, je me suis senti pousser des ailes pour, moi aussi, vivre mon aventure.

J'ai toujours eu envie d'un accouchement physiologique. Pour mon premier accouchement, je n'ai pas réussi à aller au bout et j'ai dû demander à la dernière minute. Mais pour ce second accouchement je souhaitais vraiment mettre toutes les chances de mon côté.

Pour ma préparation, je me suis tournée vers la sophrologie et j'ai également fait quelques cours d'haptonomie avec mon homme auprès d'une sage-femme libérale, l'occasion de rafraîchir nos mémoires et de nous rappeler ces gestes que nous avions appris lorsque nous attendions notre plus grand.

Avec cette sage-femme, nous avons partagé notre projet de naissance, notre envie d'avoir un accouchement non médicalisé, mon désir d'accoucher dans la nouvelle salle nature qui possède une très grande baignoire. Elle nous a expliqué les différentes phases de l'accouchement, notamment la phase de désespérance inéluctable que j'allais traverser pendant mon accouchement, phase pendant laquelle j'allais perdre pied et réclamer la péridurale. C'était très instructif, ça m'a rassurée de savoir qu'un tel moment allait arriver, que c'était normal et qu'il n'y avait pas de quoi culpabiliser à vouloir abandonner son désir initial. Le plus important était de réussir à dépasser ce cap. Mon conjoint, lui, n'était pas certain d'être bien armé pour pouvoir m'aider à passer cette phase.

J'ai eu une grossesse plutôt stressante parce que je n'avais pas assez de liquide amniotique et qu'on m'avait dit que mon bébé était tout petit. Même si je le sentais bien bouger, il me tardait de faire sa rencontre et d'être rassurée sur sa santé.

Le 3 juin 2015, à une semaine du terme, je me sens prête pour son arrivée. J'ai passé la journée à la cueillette avec le plus grand, ce qui m'a provoqué quelques contractions. Le soir venu, la lune est pleine, il y a des orages annoncés, l'air est étrange, comme si quelque chose allait arriver. Tout semble annoncer son arrivée. Je me couche le soir avec beaucoup d'espoir, je dors d'un sommeil lourd et profond jusqu'au matin. Je me réveille presque déçue et toute la journée j'attends que les contractions démarrent, mais elles ne sont jamais vraiment fortes. Je passe la journée à faire des siestes et à refaire un peu de sophrologie.

Le jour suivant, je décide d'aller faire une longue promenade dans les coteaux, suivie d'une bonne grosse sieste dans l'après-midi. En fin de journée, après le repas, les contractions débutent, toute légères, espacées, mais elles sont bien là. Après avoir couché mon grand, j'annonce fièrement à mon homme que le travail a commencé et je m'installe sur mon ballon. Vers 21h30, les contractions deviennent bien régulières, espacées d'environ 8 minutes. Elles sont faciles à gérer, je n'ai qu'à respirer bien longuement pour qu'elles se dissipent. J'en profite donc pour me mettre au lit pour entamer ma nuit et essayer de prendre du repos avant que les choses sérieuses ne commencent. Je suis très excitée, ce n'est pas facile de m'endormir, je sais que chaque contraction me rapproche un peu plus de mon bébé, j'ai trop hâte ! À chaque contraction j'imagine un "sac rempli de contractions" qui va se vider. À chaque contraction je vois une autoroute, celle que va emprunter mon bébé pour sortir.

Les contractions sont bien présentes, il m'est impossible de trouver le sommeil. Je me lève donc pour aller sur ma terrasse. L'air est très doux, la chaleur de la journée est bien retombée, c'est très agréable. J'en profite pour récupérer mon linge qui est étendu puis je me pose quelques minutes pour observer les étoiles. Tout est si calme. Après quelques minutes paisibles, je retourne dans mon salon, je refais un peu de sophrologie puis je teste les différentes positions (assise, accroupie, accoudée) pour voir ce qui est le plus agréable pendant les contractions. Mes contractions, elles, sont toujours aussi régulières même si l'intensité a bien augmenté. Je veux faire une bonne partie du travail à la maison, dans ma bulle, et ne pas arriver trop tôt à la maternité comme lors de mon premier accouchement où après 8h de contractions, je suis arrivée à la maternité dilatée à 3 ridicules centimètres. Cette fois-ci, j'ai décidé d'être vraiment patiente.

À 1h45 du matin, je suis allongée sur mon canapé, les jambes sur mon ballon, à monitorer mes contractions qui ont toujours la même régularité, quand tout à coup, je sens la poche des eaux se rompre. "PLOC". Ça n'est pas le grand splash auquel je m'attendais, je sens juste un léger filet de liquide chaud couler. Je reste là, immobile, dans l'attente de voir un changement dans mes contractions, mais rien n'est vraiment différent.

Un peu plus tard, je remonte pour prendre une douche et réveiller mon homme pour lui annoncer qu'on va bientôt devoir partir pour la maternité. Je préviens les amis qui vont s'occuper de notre plus grand en mon absence puis je file sous la douche. Comme par hasard c'est une fois sous ma douche que les contractions s'intensifient, je commence à avoir du mal à les gérer. Elles deviennent très rapprochées et je n'ai plus de répit pour les gérer ; je commence vraiment à me sentir submergée par la douleur, je ne sais plus comment respirer, j'ai juste envie que cela s'arrête, et plus que tout, je veux arriver rapidement à la maternité pour avoir une péridurale.

Dans ma tête, tous mes projets d'accouchement sans péridurale s'effondrent, je suis en train d'abandonner l'idée d'un accouchement physiologique. Je me demande comment j'ai pu imaginer que je serais capable d'aller au bout d'un tel projet. Maintenant que dans ma tête je suis décidée, je me demande comment je vais convaincre mon conjoint que je la veux réellement la péridurale, et que je ne suis pas juste complètement désespérée.

Je sors tant bien que mal de la douche, je m'essuie du mieux que je peux et je descends très péniblement les escaliers en hurlant à mon homme de m'emmener aussi vite que possible à la maternité. Au même moment je ressens une contraction d'une intensité monstrueuse, j'ai l'impression qu'elle va me casser en deux. Je m'agrippe à la table de la cuisine le temps qu'elle passe, et l'instant qui suit, je sens quelque chose pousser très fort. Je suis prise au dépourvu, je n'ai pas d'autres choix que de m'allonger sur le sol de la cuisine ; cette sensation de quelque chose qui pousse me plaque complètement au sol. Tout est en train d'arriver si vite !

Je hurle à mon homme « Ça pousse! On ne va nulle part, appelle le SAMU ! ». Il est pris par la panique, surpris par le cours des événements. Il appelle le SAMU et après quelques minutes de questions-réponses, finit par avoir un médecin en ligne. Alors qu'il discute, il se dirige vers moi, regarde entre mes jambes et dit à son interlocuteur « Oui, je vois la tête ! ». Pour moi c'est le grand choc, je ne réalise pas que dans les minutes qui vont suivre, je vais accoucher, là, par terre, dans ma cuisine. Ce n'était pas prévu que cela se passe comme ça. Une nouvelle contraction arrive, et là, ça pousse tout seul, je n'ai aucun effort à faire, mon bébé est en train de sortir tout seul, je n'ai même plus mal.

J'ajuste ma position pour être plus confortable ; alors que je suis sur le dos, je me tourne à moitié en prenant appui avec un pied sur le torse de mon conjoint qui, désormais, a endossé le rôle de sage-femme. Le téléphone est sur haut-parleur, posé à côté de lui. Je sens quelque chose arriver sur mon périnée, presque en douceur mais avec une telle force. C'est étrange, je sens que mon corps a pris les choses en main tout seul, j'ai l'impression d'être presque passive, mais tout se passe ; mon bébé est en train de naître. Mon conjoint essaie de retenir la tête pour qu'elle ne sorte pas trop vite, et pendant la contraction qui suit, notre petit amour est là, parmi nous. Il pousse son premier cri, il est tout vivant, sur mon ventre, tout beau. Il a deux bras, deux jambes, il respire. Quel soulagement !

Mon homme va chercher des draps pour nous couvrir, Nous n'en revenons pas de ce qui vient de se passer. Nous sommes encore à moitié paniqués, mais tellement heureux. Deux minutes de béatitude plus tard, nous entendons une petite voix dans l'escalier. C'est mon plus grand, il a dû être réveillé par l'agitation ambiante. Il entre à pas feutrés et me découvre par terre, avec le bébé dans mes bras. Il est tout émerveillé, il vient s'asseoir à mes côtés. Pour lui, tout semble normal. À 2 ans et demi on ne sait pas que ce n'est pas courant d'accoucher dans sa cuisine.

Mon conjoint a la bonne idée de sortir l'appareil photo et d'immortaliser ces premières minutes magiques. Notre ami qui devait garder le plus grand arrive quelques minutes plus tard, suivi du SAMU. Ils sont contents de voir que tout le monde va bien, ils nous prodiguent les premiers soins, le papa coupe le cordon ombilical.

Nous sommes heureux, euphoriques. Nous sommes ensuite emmenés à l'hôpital où nous avons un suivi classique.

Cela fait un an aujourd'hui, un an que je suis sur mon nuage, ça me paraît toujours aussi fou, toujours aussi magique, cette nuit-là et ce cadeau ultime que c'est d'avoir un enfant en bonne santé.

Mon accouchement express
sur le canapé

Avril 2015 - 3h de travail

À DOMICILE - VOIE BASSE - 2ND ACCOUCHEMENT - À TERME - NON DÉCLENCHÉ - TÊTE EN BAS - SANS PÉRIDURALE - GROSSESSE SIMPLE

———————————————

Ma deuxième grossesse s'est parfaitement bien déroulée, si l'on oublie les nausées, vomissements, remontées acides et goûts bizarres dans la bouche. J'étais suivie dans une maternité de niveau 3 car ma grossesse pouvait se compliquer du fait de j'ai quelques difficultés hématologiques. Mais aucun souci de santé n'est arrivé durant ma grossesse. Bien au contraire, depuis la conception tout allait beaucoup mieux et mon hématologue était stable, et moi aussi bien entendu. Cela m'a permis d'avoir une grossesse sans traitement, et sans traitement, tout est beaucoup plus simple et se passe beaucoup mieux.

Ayant eu des contractions dès le 2è trimestre, j'étais au repos à la maison dès mon 5è mois. Durant le dernier mois de grossesse, j'ai eu, à plusieurs reprises, des épisodes de contractions régulières, espacées de dix minutes, mais habitant à une heure de la maternité, j'attendais toujours de voir si cela allait passer. Et chaque fois, les contractions s'arrêtaient au bout d'une heure trente environ.

15 jours avant mon accouchement, j'ai vu mon obstétricien, qui m'a dit que malgré les contractions, mon col était toujours bien fermé. Les 15 jours suivants, j'ai eu de nouveau un nouvel épisode de contractions régulières, toutes les 10 minutes, mais qui se sont arrêtées au bout d'une heure trente.

Quatre jours avant la date de mon terme, à 5h30 du matin, je suis réveillée par des contractions régulières espacées de dix minutes. Je traîne au lit, me disant que de toute façon elles vont encore passer, me disant que c'est encore une fausse alerte de plus. Je m'étais résignée à l'idée que ce bébé ne voulait pas réellement sortir et qu'il sortirait après la date du terme. Environ deux heures après le début des contractions, à ma grande surprise, elles sont toujours là. Je me lève alors pour prendre une douche.

Mon premier accouchement avait mis vingt-quatre heures et on m'avait dit que le deuxième accouchement prenait deux fois moins de temps. Je pensais que j'en avais pour à peu près douze heures.

Les contractions ne s'arrêtent pas, pire, elles arrivent encore plus vite, toutes les trois à quatre minutes. Je demande à mon mari de se préparer, non pas pour aller travailler, mais pour aller à la maternité. J'appelle mes parents, qui habitent à une heure de chez nous, pour qu'ils viennent garder mon fils aîné de deux ans et demi.

Mon mari prépare mon fils et j'appelle les ambulances pour qu'elles m'emmènent à l'hôpital. Oui, mon mari n'a pas le permis de conduire… Il a beau être 7h du matin, aucune ambulance n'est disponible alors j'appelle finalement le SAMU. Tant pis pour le plan de départ, j'accoucherai dans l'hôpital le plus proche.

Mon mari, au téléphone avec le SAMU, réalise qu'il va peut-être devoir m'accoucher lui-même sur le canapé du salon quand on lui dit : "Monsieur, il faut vous préparer à toutes éventualités !".

On s'affaire donc rapidement, on protège le canapé, mon mari court pour chercher des serviettes et de l'eau pour accueillir le bébé. Je m'allonge sur le canapé, on suit les directives qu'on nous donne au téléphone. Le SAMU lui demande de regarder si l'on voit la tête du bébé. PLOUF ! Pas le temps de regarder, je perds les eaux juste à cet exact moment-là. Pour le romantisme on repassera plus tard !

Au bout de quelques minutes, j'ai déjà envie de pousser et les pompiers ne sont pas encore arrivés. Au téléphone le SAMU me demande d'essayer de ne pas pousser, de me retenir et quelques instants plus tard les pompiers arrivent enfin. L'attente m'a semblé interminable. Les pompiers ne veulent pas que je pousse, ils veulent que j'attende le SAMU qui selon eux ne devrait plus tarder à arriver.

L'envie de pousser est vraiment pressante et le fait de devoir me retenir augmente la douleur. Je suis contente que les pompiers soient là, je me sens moins seule dans ma détresse, mais qu'est-ce que ça me rend folle de rage d'avoir à me retenir !

Dans ma tête, il se passe plein de choses : je crains l'hémorragie, l'infection, une hypothermie pour mon bébé et surtout j'ai sacrément mal !

Et puis soudain, d'un seul coup, plus rien, plus aucune douleur. Je sens que mon bébé est sorti et je n'ai absolument pas eu mal. Il est sorti tout seul, sans que je n'aie eu besoin de pousser, c'est mon corps qui l'a accouché. Je pensais souffrir au moment où il sortirait et je suis agréablement surprise, cela a été une réelle libération. Un bébé bien costaud ! Il pleure deux secondes. Je suis rassurée, tout va bien. Je n'ai plus aucune inquiétude.

Le SAMU finit enfin par arriver, pour prendre soin du bébé et de moi.

Mon petit bébé est né, à 8h30, sur le canapé de mon salon. Le SAMU s'occupe de tout par la suite, je n'ai plus aucune préoccupation.

On me transfère dans la maternité la plus proche pour la délivrance du placenta. Deux heures plus tard, je suis dans ma chambre, tranquille, avec mon bébé.

Cet accouchement peut faire peur. Je suis absolument contre l'idée d'accoucher à la maison, dans mon esprit c'est beaucoup trop dangereux. Et finalement, c'est un accouchement qui s'est extrêmement bien passé et dont je garde un excellent souvenir.

Je me suis sentie mère beaucoup plus vite que pour mon premier enfant. Je suis fière de moi et heureuse d'avoir eu un accouchement très naturel.

Quatre mois plus tard, mon petit ange se porte comme un charme et moi aussi.

Une naissance respectée

Août 2014 - 22h de travail

À DOMICILE - VOIE BASSE - 2ND ACCOUCHEMENT - À TERME - NON DÉCLENCHÉ -
TÊTE EN BAS - SANS PÉRIDURALE - GROSSESSE SIMPLE

———————————————

Tout commence dans la nuit vers 2h du matin quand je suis sortie de mon sommeil par de légères contractions. À ce moment, je ne sais pas encore si c'est le début du travail, je reste dans mon lit à surveiller la fréquence des contractions et je sais que c'est le grand jour quand, à 6h30 du matin, ma poche des eaux se fissure. C'est donc toute l'organisation de notre weekend qui va être chamboulée et particulièrement le fait que je ne pourrai pas aller au mariage de ma sœur le lendemain. Je réveille donc mon chéri pour lui annoncer que c'est le grand jour et notre petite fille vient nous rejoindre au même moment pour réclamer son lait et son câlin du matin. Nous avons la chance d'avoir ma belle-mère à la maison et elle va pouvoir s'occuper de sa petite-fille pendant mon accouchement

J'avais installé une application pour minuter les contractions sur mon téléphone et elle m'a beaucoup servie. Mes contractions sont espacées de trois minutes mais durent à peine trente secondes, elles ne sont pas encore douloureuses. C'est le parfait moment pour prévenir ma sage-femme Coralie du début du travail. Cette dernière m'explique qu'elle a un autre accouchement de prévu dans la journée et me demande de tout faire pour ralentir au maximum le travail. En gros, il ne faut pas que je m'affaire trop pour mettre toutes les chances de mon côté d'avoir ma sage-femme auprès de moi pour mon accouchement.

Au bout d'environ 2h, je finis par quitter mon lit pour aller finaliser ma valise de maternité, juste au cas où. J'en profite également pour faire quelques réserves de nourriture et d'eau puis je retourne m'isoler dans le cocon de ma chambre, allongée, au calme.

Les heures défilent assez rapidement alors que le temps semble s'être arrêté. Ma belle-mère et mon mari s'occupent de notre fille et moi je bulle dans mon lit, je relis des livres et témoignages d'accouchement.

Au moment du déjeuner, je préfère rester dans mon lit et ce n'est que vers 15h que je vais me chercher une salade de crudités dans la cuisine. Ma belle-mère me fait d'ailleurs remarquer que c'est un peu léger pour le marathon auquel je me prépare.

Étrangement, les contractions ralentissent leur cadence alors qu'elles sont très régulières. Il est impossible que ce soit un faux travail puisque j'ai perdu les eaux, mais le temps nous est compté si je veux accoucher à la maison. Pour mon premier accouchement, j'avais dû aller à la maternité car j'avais perdu les eaux et les contractions n'étaient jamais arrivées. J'avais dû avorter mon projet d'accouchement à domicile pour finir par le déclencher, avec une péridurale. J'étais un peu angoissée parce que je sentais le même scénario se profiler mais j'essayais de rester positive.

Ma sage-femme nous recontacte un peu plus part pour nous dire qu'elle est disponible et qu'elle pourra nous rejoindre quand ce sera le bon moment. Je lui explique que le contractions se sont estompées et que je suis anxieuse, elle me rassure et me demande de m'activer afin de rentrer en travail actif. Elle nous demande de la tenir informée du déroulement des choses.

Comme il fait beau, on part marcher dehors avec mon chéri, on fait un petit tour du pâté de maisons. On marche pourtant lentement mais j'ai rapidement envie de rentrer à la maison au calme pour me rallonger dans ma chambre. J'ai envie d'une ambiance feutrée alors je baisse les volets et je prends les comprimés homéopathiques prescrits par Coralie, ma sage-femme. Les contractions, elles, reprennent légèrement, toujours très espacées et courtes.

Lentement mais sûrement, vers 20h je rentre en travail actif. Je suis assise sur le ballon quand je sens les contractions devenir plus longues et légèrement douloureuses. Je suis en contact avec ma sage-femme, je la tiens informée de l'avancée des choses, elle habite à vingt minutes de chez nous.

Une heure plus tard, les contractions deviennent vraiment douloureuses et je demande à ma sage-femme de nous rejoindre. Mon mari va coucher notre fille et ma belle-maman va dans un hôtel à coté afin de nous laisser dans notre bulle, avec la consigne de rester disponible au cas où on aurait besoin d'aller à la maternité.

Coralie arrive assez rapidement ; il est 21h45, sa présence me rassure même si je souffre. Entre deux contractions, je pleure dans ses bras en lui disant : "Mais qui a inventé l'accouchement?".

Elle me prépare de l'huile de massage avec de l'huile essentielle de sauge et commence à me masser le bas du dos, elle mexplique que ça aidera les contractions à être plus longues et donc plus efficaces. En même temps elle me demande d'émettre des sons graves - "Oooooom" comme au yoga - pendant les contractions afin d'aider mon bébé à descendre et sans perdre mon énergie dans les sons aigus.

Ses mains, sa présence physique et morale m'aident à surmonter les deux heures de tempête qui suivent.

Dans la pénombre de la chambre, elle me suggère les différentes positions à adopter, sur le côté, sur le ballon penchée en avant, accoudée au bureau, debout accrochée à elle, sur le lit à quatre pattes... Je change régulièrement de position et j'appréhende les contractions à chaque nouvelle position, mais Coralie me guide vraiment bien.

Mon mari n'est pas avec nous, il est dans le salon et vient nous voir de temps en temps. Coralie me demande si j'ai besoin qu'il soit avec nous, mais sa présence ne m'est pas encore nécessaire. Par contre ses allers-retours me dérangent ; dès qu'il passe la tête dans l'entrebâillement de la porte, je vois la lumière du couloir et ça m'agace. Le moindre bruit qu'il fait dans la maison me dérange et je le lui fais remarquer chaque fois.

J'ai besoin de silence, de pénombre et de ma sage-femme, que je ne laisse pas s'éloigner deux secondes de moi.

Malgré la douleur, la présence de Coralie et ses conseils m'aident à ne pas perdre pied et j'arrive à gérer les contractions. Entre chaque contraction je souffle, je me détends, je profite de l'absence de la douleur et je me projette. Je visualise mon bébé dans mes bras parce que je sais qu'à cet instant la douleur ne sera plus présente et je pourrai profiter à fond.

Il m'arrive tout de même de me mettre à crier, de rentrer dans les aigus et de m'épuiser de douleur. Mais Coralie me rappelle à l'ordre et m'aide à me recentrer.

La douleur est vraiment forte et me donne des malaises, je vomis quatre fois en deux heures.

Vers 22h45, Coralie me demande si je veux qu'on vérifie mon col pour savoir où j'en suis. Après quelques secondes d'hésitations, j'accepte et ça me rebooste parce que je suis dilatée à 8 cm ; je me dis que j'ai fait le plus dur jusqu'à ce que je l'entende dire à mon mari que ça va prendre encore un peu de temps.

De contraction douloureuse en contraction hyper douloureuse, petit à petit, je sens mon bébé descendre un peu plus. Coralie me demande de visualiser et d'accompagner mon bébé dans sa descente.

Je m'installe sur le lit, dans une position semi-assise. L'envie de pousser arrive et Coralie m'encourage à pousser, elle me conseille de pousser longuement et fort.

Je me souviens que j'ai lu, dans le livre de Marie Bertherat, qu'il faut "souffler" le bébé hors du corps plutôt que de pousser, alors je souffle mon bébé, je souffle autant que je peux. Je mets ma main sur ma vulve, je sens la tête de mon bébé qui n'est pas encore sortie et ça me décourage un petit peu.

Mon chéri nous rejoint et avec Coralie, ils m'encouragent, ils soufflent avec moi, c'est un véritable travail d'équipe. Et quelques poussées plus tard, je sens le corps de ma fille glisser et sortir du mien. Nous sommes tous les trois très émus de la voir. Ma fille ne bouge pas, c'est inquiétant, j'ai l'impression que l'instant s'est figé. Je demande à Coralie si tout va bien. Coralie est en train de la tapoter pour la stimuler, elle est très calme et très vigoureuse en même temps. Elle nous explique que ma fille avait le cordon enroulé autour du cou, mais de la voir si calme nous aide à ne pas paniquer. Et c'est ainsi qu'assez rapidement, notre fille pousse son premier cri. Quel bonheur!

Coralie pose ma fille sur mon ventre, elle reste là un petit moment, elle ne veut pas prendre le sein tout de suite. Coralie attend que le cordon arrête de battre avant que mon chéri ne le coupe. Nous allons le garder pour le planter au pied du magnolia de notre jardin.

On fait ensuite un petit état des lieux : je n'ai eu aucune déchirure, tout est intact. Puis il faut expulser le placenta, c'est assez douloureux mais rien comparé aux contractions.

Voilà, notre petite fille est née, elle est d'une beauté ! Un beau bébé de 3 kg 750.

Je fais un peu d'hypertension juste après avoir expulsé le placenta, mais rien d'inquiétant selon Coralie. Au bout d'une heure, elle nous laisse et rentre se reposer de sa longue journée parce que deux accouchements à domicile dans une même journée, ça épuise!

Je vais prendre une douche et je grignote des fruits secs. Je chante à tue-tête, je suis légère. Mon homme nettoie la chambre, refait le lit avec des draps propres et on s'allonge tous les trois avec notre trésor au milieu de nous. On laisse la lumière du couloir allumée afin de pouvoir l'admirer toute la nuit.

Au petit matin, notre aînée vient boire son lait, comme à son habitude. Elle est toute contente de découvrir sa petite sœur. C'est notre premier moment à quatre, c'est magique. Belle-maman revient plus tard avec des croissants qu'on savoure tous ensemble.

J'ai eu l'accouchement dont je rêvais depuis des années, une naissance respectée, tout en douceur. C'est le plus beau cadeau que je pouvais offrir à ma fille et à moi-même.

Un énorme merci à ma sage-femme.

J'accouche avec péridurale

Maman - Sans douleur - médicalisé - Sentir - Péridurale - Apaiser - Confort - Ressentir - Dos rond - Sage-femme - Anesthésiste - Dilatation - Blouse - Déclenchement - Produit - Piqûre - Dose - Allongée - Gynécologue - Infirmière - - Communion - Fusion - Travail - Dilatation - Col - Aiguille - Bébé - Détente - Courage - Accouchement - Ocytocine - Sensations - Soulager - Plan de Naissance - Atténuer - Contrôler - Immobile - Magique - Médicament - Injecter - Travail - Cathéter - Infirmière - Apaisée - Souffler - Répit - Calme - Délivrance - Attente - Pousser - Sensations - Efficace - Sans effets - Lombaire - Nerf - Fourmillements - Analgésie - Impatiente - Travail actif - Péri

Un accouchement parfait à mes yeux

Novembre 2013 - 8h de travail

HÔPITAL - VOIE BASSE - 1ER ACCOUCHEMENT - ÉPISIOTOMIE - À TERME - NON DÉCLENCHÉ - TÊTE EN BAS - AVEC PÉRIDURALE - GROSSESSE SIMPLE

———————————

Pendant mon accouchement, j'ai passé des heures à lire des récits d'accouchement, et c'est avec plaisir je partage le mien. Ces lectures m'ont permis de me préparer au pire comme au meilleur et m'ont beaucoup aidée.

Mon accouchement était prévu pour le premier jour de décembre et j'attendais un petit garçon.

Une semaine avant mon accouchement, j'ai mon dernier rendez-vous avec mon gynécologue dans la matinée, les choses ont évolué un petit peu et dans le bons sens. Mon bébé appuie désormais sur le col, il est descendu, même si mon col est toujours long ; mon gynécologue me dit qu'il n'est pas complètement fermé. En rentrant chez moi, je commence à perdre du bouchon muqueux par petits morceaux, ça dure toute la journée.

Je vais faire mes derniers achats et marche pour tenter d'accélérer les choses. Je marche beaucoup, je fais tout un tas de magasins, je suis tellement active que je commence à avoir des douleurs dans le bas ventre, au niveau du col.

Le soir venu, je suis bien fatiguée et c'est seulement là que je me rends compte que les douleurs qui me lancent dans le col sont en réalité des contractions. Je vais me coucher sans trop m'en occuper car elles ne me font pas vraiment mal. Elles continuent toute la nuit, elles sont légèrement douloureuses mais j'arrive à dormir entre chaque.

Au milieu de la nuit, vers 4h30, je me dis qu'il faut tout de même que je commence à les chronométrer, elles ont lieu toutes les 5 minutes. Un peu plus tard, je vais prendre une douche chaude, et je commence à me préparer pour aller à la maternité. Mon chéri a un rendez-vous professionnel très important le lendemain et je ne suis pas certaine que le vrai travail ait commencé. Je le laisse donc dormir et j'appelle ma maman afin qu'elle vienne pour m'emmener à la maternité.

Nous arrivons toutes les deux à la maternité au petit matin. On me fait un examen du col et, à ma grande surprise, je suis dilatée à 3 cm. On me fait un monitoring dans la foulée pendant une heure et mon col continue de se dilater, je suis à presque à 4 cm.

Le soleil finit par se lever, j'ai une magnifique vue depuis ma chambre. J'appelle mon chéri pour lui dire de se préparer, de boucler les valises car ma maman va venir le chercher pour l'emmener à la maternité pour me rejoindre. Dans l'intervalle, on me fait un lavement rectal - glam - puis on me transfère. J'arrive dans cette salle d'accouchement dans laquelle il n'y a aucune horloge nulle part, je n'ai plus la notion du temps. On me pose rapidement un cathéter puis j'ai ma péridurale ; je me souviens avoir ressenti de grosses décharges dans le dos.

Une fois ma péridurale posée, je suis complètement détendue, les contractions ne me font plus souffrir, je n'ai plus qu'à attendre que mon bébé se décide à arriver.

Mon chéri arrive une petite heure après et je suis soulagée de le voir ; je commençais à me sentir un peu seule. Il est chargé comme une mule, il a toutes mes affaires, celles du bébé et des enceintes pour écouter de la musique. On a préparé une playlist de chansons que l'on écouterait le jour J. Mon chéri branche les enceintes et on profite de ce moment tous les deux. On rigole parce qu'il y a quelques semaines il a prédit que mon accouchement aurait lieu ce jour et il avait raison !

Un long moment plus tard, la sage-femme arrive dans la chambre et met dans ma perfusion un produit pour accélérer le travail. Je me couche sur le dos afin que la péridurale fasse bien son effet, puis la sage-femme me demande de me placer sur le côté pour que mon bébé puisse bien descendre. Elle me fait également un nouvel examen du col et je suis dilatée à 5 cm.

Une heure plus tard, je suis complètement dilatée mais mon bébé n'est pas encore complètement descendu. La sage-femme me demande de pousser pour tenter de le faire descendre, je sens que ça pousse, c'est une drôle de sensation.

Sans aucune raison, je commence à trembler de partout, c'est incontrôlable, mon chéri pense que j'ai froid mais c'est surtout que j'ai peur, je réalise que cette rencontre tant attendue est sur le point d'arriver, je me pose tout un tas de questions. Et si je n'y arrive pas ? Et s'ils ont besoin d'utiliser les forceps ? J'ai peur d'avoir une déchirure, je redoute l'épisiotomie, je redoute la phase de délivrance. Et si mon placenta ne sort pas ? Je suis en pleins doutes, mon chéri essaie de me rassurer en me disant que tout va bien se passer et que je me débrouille bien.

Tout le personnel médical se rassemble autour de moi, la sage-femme me dit qu'on va pouvoir commencer à pousser. "On inspire, on souffle, on inspire, on bloque, on pousse !!! Et on tieeeent ! Allez madame on souffle et on repart !". C'est difficile, j'ai l'impression de ne pas faire les choses correctement, je sens que le bébé avance puis recule. Mon chéri m'encourage et ça me donne beaucoup de forces dans mes poussées. Je sens que la tête du bébé est sur le point de sortir, je donne tout ! La sage-femme doit me faire une petit épisiotomie pour faciliter la sortie des épaules, puis je pousse de nouveau et mon bébé arrive. Il pousse son premier cri, je baisse les yeux et je le vois. Je me souviendrai toujours de cette image tellement c'est irréel. La salle est plongée dans le noir mais le spot de lumière est braqué sur lui, il a plein de cheveux, sa tête est allongée, certainement déformée par la longue poussée. Ils le posent sur moi, je le regarde pleurer, il est tout doux et tout propre, je ne réalise pas qu'il est sur moi, j'ai encore l'impression de toucher mon ventre.

Je suis sereine, heureuse et apaisée car mon accouchement a été idéal. Mon fils est né sur une très jolie mélodie, la valse d'Amélie Poulain, une magnifique chanson que je lui ai fait écouter tout le long de ma grossesse.

Je souhaite aux futures mamans d'avoir confiance en elles et en leurs bébés.

La naissance tant désirée de ma puce

Avril 2014 - 4h de travail

HÔPITAL - VOIE BASSE - 1ER ACCOUCHEMENT - À TERME - NON DÉCLENCHÉ - TÊTE EN BAS - AVEC PÉRIDURALE - GROSSESSE SIMPLE

J'ai passé mon dernier mois de grossesse à dévorer tous les récits d'accouchement possibles et imaginables, certains plusieurs fois. C'est avec plaisir que je partage le mien tellement ça me tient à cœur.

Mon bébé a fait son petit nid d'amour en juillet dernier et quatre mois plus tard, j'ai eu une menace d'accouchement prématuré. J'ai dû passer les trois mois qui ont suivi à faire très attention, je devais rester allongée le plus souvent possible. Ma sage-femme venait me rendre visite très régulièrement pour s'assurer que tout se passait bien. Ce n'est que le dernier mois de ma grossesse que j'ai pu reprendre une vie normale.

À 40sa +1, j'ai rendez-vous chez le gynécologue parce que je commence à avoir un peu de tension et j'ai un début d'œdème. Mon gynéco décide de faire un décollement de membranes pour essayer de booster le début du travail et 2h plus tard, je commence à avoir des contractions, très peu douloureuses certes, mais elles sont bien là. Elles durent toute la journée, puis se calment dans la soirée. Je suis déçue, je pensais vraiment que le décollement des membranes avait fonctionné, mais ne n'est apparemment pas le cas. Je vais donc me coucher pleine de déception.

En plein milieu de la nuit, je suis réveillée par un violente contraction. Je me lève tout de suite pour ne pas réveiller mon mari. Je ne suis pas encore certaine d'être en plein travail et je fais beaucoup de bruit, j'ai besoin de souffler très fort pendant les contractions tellement ça fait mal. Je dois filer aux toilettes à cause d'une envie pressante, une envie soudaine d'aller à la selle, sortie de nulle part. Au même moment mon homme se réveille et me rejoint dans les toilettes ; je lui dis qu'il faut se préparer pour le départ.

On sort rapidement des toilettes, j'ai du mal à tenir debout et il doit donc m'aider à m'habiller et à préparer toutes les affaires. Avant notre départ, je veux à tout prix me brosser les dents – oui j'ai des principes – même en plein travail, mais je n'ai pas idée de ce que ce sera de devoir gérer les contractions avec la bouche pleine de dentifrice. J'ai tellement mal que je dois certainement ressembler à une bête enragée.

Après avoir fait les derniers préparatifs, nous partons vers 2h30 dans la nuit. Les contractions sont de plus en plus douloureuses, je commence vraiment à avoir du mal à les gérer, je sens que mon bébé va bientôt arriver et qu'il faut qu'on aille vite. Mon homme conduit comme un fou, il brûle tous les feux rouges, emprunte des sens interdits, dépasse la limite de vitesse autorisée pour que nous arrivions au plus vite.

Une fois arrivée à la maternité, je marche très péniblement, je suis pliée en deux, j'ai horriblement mal, tellement mal que je pleure à chaudes larmes.

Dès que nous arrivons au service maternité, en voyant mon état, l'infirmière qui nous reçoit nous emmène en salle d'accouchement puis fait appel à l'anesthésiste. J'ai à peine le temps de m'installer qu'une sage-femme arrive dans la salle pour m'examiner : mon col est dilaté à 3 cm. Elle veut me faire un monitoring mais je suis juste incapable de rester allongée, j'ai trop mal. À chaque contraction je mords le t-shirt de mon homme et je hurle comme une bête, je ne suis plus du tout moi-même.

Au bout d'un moment, je commence à avoir de fortes nausées, j'ai très envie de vomir malgré le fait que mon estomac soit vide, j'ai la tête qui tourne, je suis dans tous mes états. La sage-femme me donne un haricot pour que j'essaie de vomir, elle me rassure en me disant qu'il est très fréquent que les femmes qui accouchent vomissent pendant le travail. Mon homme, lui, me caresse les cheveux tendrement. Ça me fait tellement de bien, ça m'apaise un peu comme une onde de douceur.

Au bout de très longues minutes, l'anesthésiste finit par arriver, je comprends que la délivrance est proche. Il me demande de m'asseoir sur le bord de la table et de faire le dos rond sans bouger mais j'ai tellement mal que c'est impossible de rester immobile. Je me balance de gauche à droite pendant les contractions, je ne tiens pas en place, la douleur est trop forte. Ma poche des eaux s'est rompue et je sens le liquide chaud couler le long de mes cuisses. Il y a comme une petite accalmie et alors que je suis enfin immobile, l'anesthésiste en profite pour enfin faire sa piqûre. Très rapidement je ressens un immense soulagement, le bonheur, enfin!

Une fois la péridurale posée, la sage-femme peut enfin examiner mon col, le travail a super bien avancé, je suis dilatée à 7 cm. Je peux enfin me détendre, la péridurale a bien fait effet et je ne ressens plus rien. Avec mon homme on discute, on rigole, on observe les contractions, elles ont l'air super fortes. C'est royal de ne plus rien ressentir, on peut prendre le temps d'envoyer des textos pour prévenir nos proches.

La sage-femme revient m'examiner un peu plus tard et je suis maintenant dilatée à 9 cm, mon gynéco ne va pas tarder à arriver. Tout à coup, je me mets à trembler de tout mon corps, je n'arrive plus à me contrôler, il paraît que c'est un des effets de la péridurale, c'est assez impressionnant mais apparemment normal.

Ma gynécologue arrive 40 min plus tard, mon col est complètement dilaté, je vais enfin pouvoir commencer à pousser. On m'installe puis l'on m'explique comment les choses vont se passer et comment pousser. Ma gynécologue me fait faire deux ou trois essais pour évaluer si j'arrive à pousser efficacement et apparemment je me débrouille plutôt pas mal.

À partir de ce moment, les choses sérieuses commencent ; ma gynécologue et ma sage-femme me guident « Allez on y va, on pousse on pousse on pousse on pousse encore encore encore encore… Et on respire…», « Allez on reprend on pousse on pousse ! »

Au moment de la poussée, étrangement, les contractions s'arrêtent, ce qui m'oblige à pousser longtemps, très longtemps. Je n'ai plus les contractions pour m'aider et je dois faire le boulot toute seule, sachant qu'à cause de la péridurale je n'ai aucune sensation. Heureusement que le choses se passent bien, elles avancent doucement mais normalement. Trois quarts d'heure plus tard et une jolie déchirure en prime, la tête sort enfin, mon homme va jeter un œil et me dit que notre fille est une petite brunette. Je pousse une dernière fois et les épaules sortent ; je suis tellement concentrée sur ma poussée que j'ai les yeux fermés quand j'entends mon homme me dire « Regarde ! Regarde ! ». J'ouvre les yeux et je vois ma gynécologue poser mon bébé sur mon ventre, je fonds en larmes, le papa aussi. Nous passons au moins deux heures en peau à peau, je donne ma première tétée, des débuts magiques et inoubliables.

L'arrivée de Mistinguette

Mars 2012 - 6h de travail

HÔPITAL - VOIE BASSE - 2ND ACCOUCHEMENT - À TERME - NON DÉCLENCHÉ -
TÊTE EN BAS - AVEC PÉRIDURALE - GROSSESSE SIMPLE

Huit ans après la naissance de mon fils, j'attendais mon deuxième enfant, la naissance était prévue pour mars. Pour mon premier accouchement, j'avais dû être déclenchée et rien ne s'était passé comme je l'avais souhaité. Mon seul souhait était que cela n'arrive pas une fois de plus.

J'ai eu une grossesse assez classique, quelques nausées, très peu de vomissements, beaucoup de fatigue et des douleurs ligamentaires vers le sixième mois. En fin de grossesse, je n'avais qu'une hâte, qu'elle arrive, mais le 29 février, ça m'aurait bien embêtée.

Au début du mois de mars, j'ai une fausse alerte suite à un épisode de contractions, mais tout rentre rapidement dans l'ordre. Une semaine plus tard, dans la nuit du 7 mars, j'ai un nouvel épisode de contractions régulières, on est pile poil le jour prévu de l'accouchement. Tout naturellement j'ignore complètement ces contractions parce que j'ai lu quelque part que seulement 5 % des enfants naissent le jour prévu du terme, il y a donc peu de chances que ce soit THE jour. Les contractions se calment, ce qui me conforte dans mon idée, mais vers 6h du matin elles reprennent. Là je comprends que je vais faire partie de ces 5% de femmes qui accouchent le jour de leur DPA.

Sans stresser, je me prépare tout en surveillant la fréquence des contractions, elles ont lieu toutes les cinq à dix minutes. Je m'offre même le luxe de prendre un bain, ensuite je rassemble toutes les affaires et nous partons pour la maternité.

Nous arrivons enfin à la maternité vers 10h, les contractions sont de plus en plus rapprochées, j'ai mal mais je tiens bien le coup. Après un examen de mon col, la sage-femme me dit que je suis dilatée à 3 cm ; je suis contente parce ça veut dire que je vais pouvoir avoir la péridurale tout de suite. Mais je ravale rapidement ma joie quand la sage-femme me dit qu'aucun anesthésiste n'est disponible et que je vais devoir attendre.

Ça m'affecte également moralement ; moi qui suis si courageuse face à la douleur, je commence de plus en plus à perdre pied et à me laisser submerger par les contractions.

Pour faire passer le temps, je suis sur mon téléphone, j'envoie des messages à des copines, je réponds à ceux que je reçois. Ça m'occupe le cerveau et ça me permet d'éviter de trop penser à la douleur.

Après presque une heure trente d'attente et de douleur, j'ai un nouvel examen du col, je suis dilatée à 8 cm. On rassemble toutes nos affaires et on se dirige vers la salle d'accouchement.

Une fois arrivée, je suis surprise de voir tous ces câbles, ces appareils partout dans la pièce. J'ai vraiment l'impression d'être dans un endroit très médicalisé, c'est froid, je suis un peu inquiète.

Je m'installe sur le lit, on me relie à des fils, il y en a tellement que je ressemble à un robot. En attendant la pose de la péridurale, je demande qu'on m'emmène un masque à oxygène afin que j'essaie de me détendre un peu et que je puisse gérer les contractions. Malheureusement, ça ne fonctionne pas du tout, je n'arrive pas à me calmer, la douleur est vraiment trop forte.

L'anesthésiste finit par arriver, il doit me piquer deux fois pour réussir à poser sa péridurale, c'est désagréable. Il se justifie en me disant que pour " les personnes fortes" c'est moins évident de trouver l'espace entre les deux vertèbres pour placer l'aiguille, ce que je traduis par "Pour les personnes qui viennent d'avoir leur diplôme, c'est moins évident de trouver l'espace entre les deux vertèbres". Non mais ! Je n'ai plus la force de mener ce genre de débat alors je laisse couler...

La péridurale est enfin posée, elle met du temps à agir, j'ai l'impression qu'elle ne fonctionne que d'un seul côté. On me dit que c'est normal et que ça va aller mieux très rapidement.

Un peu plus tard une des sages-femmes passe me voir et me demande de m'allonger sur le côté et là, étrangement, je recommence à avoir mal, ce qui n'est pas normal vu que j'ai eu ma péridurale. Quelques instants plus tard, je sens quelque chose glisser en moi. Oui je sais ! Jusque-là, je n'avais pas encore rompu la poche des eaux et je me dis que c'est certainement cela. J'appelle la sage-femme pour vérifier ce qui se passe, et elle m'informe que c'est mon bébé, que mon bébé est en train d'arriver.

À cette annonce, j'ai un gros moment de panique, je fais un blocage. Je reste sur le souvenir de mon premier accouchement qui a été plus long. Je n'arrive pas à concevoir qu'une heure dix après la pose de la péridurale mon bébé soit déjà sur le point d'arriver. En plus la péridurale n'a pas encore fait effet à 100 %. J'ai peur, je suis très stressée, je claque des dents de façon incontrôlable, je n'arrive pas à m'arrêter.

Le moment de pousser est donc arrivé, tellement vite, mais c'est maintenant. J'essaie de pousser, je ne ressens pas vraiment le bas de mon corps, je n'arrive pas à le contrôler, je claque des dents, je ne sais pas comment pousser. Et là dans ma tête, je me dis "Bien fait pour moi ! Ça m'apprendra à zapper les cours de préparation à la naissance."

Je continue donc de pousser, maladroitement certes, mais à un moment, je sens la tête du bébé passer. Je m'arrête tout de suite de pousser, effrayée, ça me paralyse, puis je me dis qu'il faut qu'on en finisse, alors je pousse deux ou trois fois et mon bébé arrive.

Je suis dans un état second, j'avais imaginé que mon accouchement mettrait plus de temps que ça. Mon premier accouchement remonte à huit ans et demi alors je pensais que mon corps avait oublié ce que c'était que d'accoucher, mais non ! Le corps se souvient, même après autant d'années. J'ai du mal à réaliser que mon bébé est déjà là !

Comme pour mon fils, j'ai accouché très vite, en trois minutes top chrono ! Ma fille pèse 3 kg 300. Je suis grande et les médecins disent que j'ai un bassin assez large, donc un tel gabarit passe aisément et c'est pour ça, paraît-il, que la délivrance a été rapide.

De voir ma poupée si jolie me remplit de joie, le papa aussi. Le grand frère découvrira sa petite sœur un peu plus tard, ravi de ne plus être enfant unique.

La naissance de notre poupée

Avril 2012 - 19h de travail

HÔPITAL - VOIE BASSE - 3ÈME ACCOUCHEMENT - À TERME - NON DÉCLENCHÉ - TÊTE EN BAS - AVEC PÉRIDURALE - GROSSESSE SIMPLE

Le vendredi d'avant le dimanche de Pâques, la sage-femme, formidable, qui me suit à domicile me dit que mon bébé n'est pas très gros et qu'il va falloir surveiller sa croissance. Avec un diabète gestationnel c'est plutôt l'inverse en général, cherchez l'erreur... Je me demande s'ils n'exagèrent pas un peu ces docteurs ! Le monitoring qui suit est désespérément plat, zéro contraction, on en rigole parce que je lui dis que je voudrais bien accoucher le dimanche de Pâques mais que visiblement ce n'est pas gagné.

Deux jours plus tard, le dimanche de Pâques, je suis à 38 semaines d'aménorrhée et des poussières et je n'en peux plus. Entre les insomnies et ces affreuses douleurs ligamentaires, je ne me souviens plus de la dernière fois où j'ai pu dormir 8h d'affilée. Je veux juste accoucher et retrouver l'usage de mon corps, please ! J'en ai marre de ne rien pouvoir manger à cause de ce fichu diabète gestationnel, ras le bol des remontées acides et de cet affreux goût de métal perpétuel dans la bouche. Ah ! Les joies de la grossesse... Je n'en peux plus de marcher comme un pingouin et d'avoir une dégaine de baleine, mes deux grands me surnomment la maman pingouin.

Toute la famille se prépare le matin pour aller à l'église. Arrivés sur place, l'église est pleine, il n'y a pas de place pour s'asseoir, tout le monde me propose gentiment une place mais je refuse en me disant qu'en restant debout ça va peut-être accélérer les choses. Oui tous les moyens sont bons. Après le culte, on s'offre un séance ciné. Je suis à peine installée que quelques contractions se font sentir, un peu plus douloureuses que d'habitude. Elles me surprennent un peu même si je les ai vraiment désirées. J'ai sur mon téléphone une application qui calcule l'intervalle entre chaque contraction, elles ont lieu à peu près toutes les 8 minutes.

Je suis contente, je me dis "Ah ! c'est peut-être aujourd'hui!". Non, je me suis fait une fausse joie. Arrivée à la maison en fin d'après-midi, les contractions s'arrêtent, je suis désespérée et d'une humeur de bouledogue. Mon mari se moque de moi en me disant que bébé a loué son espace pour neuf mois et qu'elle a encore quelques semaines avant la fin du bail. Mouais mouais !!

Le 9 avril, lundi de Pâques, ma sage-femme revient me faire un monitoring. Il est toujours et encore désespérément plat, malgré les contractions de la veille. Je suis résignée, elle n'a qu'à rester dans mon bidou, tant pis pour moi.

Mardi matin, 10 avril, toute la maisonnée se réveille, se prépare pour la journée et s'en va rapidement. D'habitude je retourne me coucher après leur départ mais pas cette fois-ci. Je m'en vais prendre une douche puis je m'installe devant la télé avec mon p'tit déj', un thé sans sucre et 2 biscottes.

À 9h30, je ressens une contraction qui ne ressemble pas aux autres. Ouille, ça pique tellement que j'en perds mon appétit. Je me mets sur ma super application et je monitore les contractions jusqu'à 10h30. Il y a 4 minutes entre chaque contraction et elles font très mal. Ouille ouille ouille, j'ai mal. Je ne veux pas trop m'emballer en me disant que c'est le jour J au risque d'être de nouveau déçue par un faux départ de travail. J'appelle mon mari, pour lui dire qu'il va falloir qu'il rentre parce qu'on ne sait jamais. Mais étrangement, à partir de 11h c'est le retour au calme complet, les contractions disparaissent de nouveau.

Lorsque mon mari arrive, on part faire un tour au supermarché, et là les contractions reprennent. Elles sont très régulières et douloureuses, je suis décomposée à la caisse du supermarché, je ne parle plus tellement j'ai mal. Là mon mari comprend que je ne plaisante pas. D'habitude je me plains beaucoup donc il ne m'écoute même plus.

On rentre à la maison, c'est de pire en pire malgré la douche et les Spasfon, j'oublie très vite d'utiliser ma super application, je comprends que ça ne sera pas nécessaire, le vrai travail est en route.

À 16h30, les enfants sont de retour à la maison ; en voyant ma tête ils comprennent tout de suite que ce n'est pas comme d'habitude. Je continue à supporter cette douleur qui commence dans le bas du dos et qui m'irradie tout le bas du ventre, c'est juste indescriptible. Je décide de ne plus subir les contractions et j'essaie de canaliser la douleur, je ne crie pas, je ne pleure pas, je me dis que si je le fais mon esprit va se disperser et la douleur aussi.

À 19h00 je donne le signal de départ à mon mari pour la maternité, qui est à 5 minutes de la maison. On arrive donc assez rapidement et 5 minutes après on m'installe dans la salle de pré-travail. La sage-femme vérifie mon col : je suis dilatée à 2 cm.

À 20h00 la sage-femme de garde arrive, elle est super adorable et très pro, elle vérifie mon col, je suis toujours dilatée à 2 cm. Elle me conseille d'aller marcher pour accélérer un peu les choses. J'ai un utérus cicatriciel, j'ai eu une césarienne pour mon premier bébé donc il n'y a pas moyen d'accélérer les choses autrement et la péridurale est obligatoire.

On s'en va donc marcher pendant une heure puis on remonte pour faire une vérification du col, je suis à 4 cm. Youhou! Enfin ! Je téléphone à ma mère et ma sœur qui sont à des milliers de kilomètres de moi pour leur annoncer que c'est le grand jour. On me dit que je dois attendre d'être à 5 cm pour obtenir la péridurale. C'est horrible, je n'en peux plus, j'ai l'impression qu'on déchire mon corps de l'intérieur.

Mon mari fait un tour à la maison pour prendre une douche, il est 22h00, et je suis toujours à 4 cm. Grrrr !!! On m'installe dans ma chambre, je prends une douche bien chaude. Mon dieu que j'ai mal ! Mais hors de question de m'éparpiller en cris et larmes sinon la douleur va s'éparpiller aussi, c'est ma théorie !

À 23h00, mon homme revient, on me fait une vérification du col, je suis à 7 cm ! L'anesthésiste arrive très vite ensuite, elle a des doigts de fée, je ne sens même pas la piqûre. Ouf ! je suis soulagée, j'ai cru que j'allais mourir.

À 2h00 du matin, je suis enfin à dilatation complète. La sage-femme me perce la poche des eaux et me dit "À 4h00, vous aurez votre poupée dans les bras". En attendant, je discute avec mon mari, on fait des photos, je communique avec ma sœur, on attend la grande rencontre avec impatience.

À 3h40, je dis à mon mari "Je sens que ça pousse, appelle la sage-femme !". Il ose me répondre gaillardement "Elle a dit 4h00, pas avant !". Je le fusille du regard, je lui siffle que ça pousse. Il ne me prend pas au sérieux. Ma sœur me harcèle sur mon téléphone, je lui envoie un SMS énervée "Hey ! je suis en train d'accoucher ok ?". Je redis une dernière fois à mon mari que ça pousse, et qu'il faut vite qu'il appelle la sage-femme en urgence.

Il est 3h55. La sage-femme arrive, elle m'ausculte rapidement et elle me dit "Oh là là ! Votre bébé sort toute seule". Elle a à peine le temps de me mettre un pied sur l'étrier et mon mari de me mettre le 2è pied que la tête est déjà là. Je pousse une 2è fois et elle me dit "Venez prendre votre poupée".

Il est 4h00 ce matin d'avril, notre petite princesse est enfin là. 2,790 kg, 49 cm, une crevette qui a de la voix et de bonnes petites joues. Nous faisons 3 heures de peau à peau avant de regagner notre chambre. Et là, oh miracle, je marche sans sentir de douleurs ligamentaires, enfin !

Aujourd'hui, elle nous comble de bonheur, tous les quatre on ne se lasse pas de la toucher, de la câliner, de la regarder. On est complètement fous d'elle, on profite de chaque instant. Ma grossesse n'a pas été très agréable et j'avais décidé de vivre mon accouchement et pas de le subir. J'y suis parvenue.

Les récits d'accouchement des autres mamans ont bien occupé mes nuits blanches, je suis contente de pouvoir partager le mien avec vous.

J'accouche par césarienne

Maman - Césarienne - Médicalisé - Sentir - Ressentir - Douleur - Confiance - Cicatrice - Programmée - Travail - Dilatation - Alitée - Non programmée - Bloqué - Interrompu - Bloc Opératoire - Poche des eaux - Aseptisé - Chaos - Peur - Ventre - Inciser - Urgence médicale - Bébé - Imprévu - Stress - Peur - Confiance - Imminent - Rideau - Vide - Anesthésiste - Endormie - Incision - Chirurgien - Blouse - Blessure - Plaie - suture - Recoudre - Complications - Opération - Personnel Médical - Découragée - Revigorée - Forte - Invincible - Fière - Mère - Concentrée - Prête - Anesthésiste - Gynécologue - Opération

Il existe de nombreux accouchements qui se terminent en césarienne d'urgence à cause d'une détresse du bébé ou de la maman pendant le travail ou l'accouchement. Puis il y a ces accouchements dont les césariennes sont programmées pour des raisons médicales particulières.

Dans tous les cas, un accouchement par césarienne reste un accouchement, c'est une expérience très intense qui mérite qu'on en parle autant que les autres accouchements.

À toi chère maman qui a accouché par césarienne, j'aimerai te dire que tu es formidable, forte et puissante, autant que le sont toutes les mamans du monde. Certaines cicatrices mettent beaucoup de temps pour guérir, et celles du coeur parfois plus que celles du corps. Alors prends ton temps et surtout prends soin de toi.

Voici quelques récits d'accouchement par césarienne.

Il est né le divin enfant

Mars 2008 - 12h de travail

HÔPITAL - CÉSARIENNE (URGENCE) - 1ER ACCOUCHEMENT - À TERME - NON DÉCLENCHÉ - EN SIÈGE - AVEC PÉRIDURALE - GROSSESSE SIMPLE

Il m'aura fallu neuf mois et demi après la naissance de mon fils pour me sentir prête à rédiger et partager son histoire.

J'avais préparé un projet de naissance pour mon accouchement et j'y avais listé les volontés à respecter dans la mesure du possible.

Je souhaitais accoucher sans péridurale, je ne voulais pas de perfusion, je ne voulais pas être entravée sur mon lit pendant le travail, je voulais pouvoir choisir la position dans laquelle j'allais accoucher, etc. La liste était longue, tout un tas de souhaits que j'avais besoin de formaliser par écrit et il était important pour moi que le corps médical les lise et les accepte.

Par chance, je n'ai pas eu à joindre ce plan de naissance à mon dossier médical car j'ai senti que mes volontés étaient entendues par l'équipe au cours du suivi de ma grossesse et nous étions en accord.

Mon petit crapaud, jusqu'au jour J, avait décidé qu'il ne nous montrerait pas sa tête en premier. Il se présentait par les fesses. J'ai donc accepté une tentative de version manuelle au cours de laquelle mon médecin a pressé mon gros ventre dans tous les sens pour essayer de faire tourner le bébé récalcitrant. Malheureusement, cette manipulation n'a pas fonctionné. Non seulement, cela n'a pas été concluant, mais en plus c'était horriblement douloureux et insoutenable à regarder pour mon mari. On ne m'y reprendra plus une seconde fois.

J'ai aussi testé l'ostéopathie, bien plus douce, qui n'a toutefois pas eu plus d'effet. Nous avons fait des radios de mon bassin ; j'ai la chance d'avoir un bassin large, capable de supporter le passage de mon bébé, selon les médecins. Cela m'a beaucoup réconfortée et j'ai fini par me convaincre que, malgré le fait qu'il se présente en siège, je réussirai à le mettre au monde par voie basse.

Pour un bébé en siège décomplété, le corps médical considère que l'accouchement est plus risqué et on m'a proposé un déclenchement pour être sûr que mon médecin, la pédiatre, l'anesthésiste, son assistant, les puéricultrices et les internes en formation soient présents en cas de problème. Ça en ferait du monde pour mon accouchement ! On m'a expliqué que les accouchements en siège par voie basse sont rares et que c'est toujours quelque chose d'extraordinaire pour le corps médical d'y assister.

L'idée de provoquer la venue au monde de mon bébé ne m'enchantait pas vraiment. Après tout la nature est bien faite je me disais que s'il restait encore dans mon ventre c'est qu'il n'était certainement pas prêt à sortir. Mais au fil du temps j'ai commencé à me sentir rassurée par cette procédure qui me garantissait la présence de mon médecin, celle qui était connue pour accoucher des bébés en sièges par voie basse et qui ne t'envoyait pas au bloc directement.

Ma plus grande angoisse était que cela arrive un jour où elle n'était pas de garde et que je sois prise en charge par le gynécologue qui m'avait malmenée lors d'un rendez-vous de suivi ; il était pro-césarienne et le courant n'était pas passé du tout entre nous.

Le rendez-vous avait été pris pour le 10 mars et dès cet instant tout était devenu différent dans ma tête. C'était vraiment particulier de connaître la date de son accouchement, ça rajoutait de la pression évidemment.

Mais mon petit crapaud en a décidé autrement puisque le 7 mars, vers 19h, j'ai perdu les eaux. Nous avons donc rassemblé toutes nos affaires pour aller à la maternité.

Dès notre arrivée à la maternité, à mon grand désarroi, j'apprends que mon médecin, celle que je désirais avoir pour cet accouchement, n'est pas de garde ce jour. Apparemment, le médecin du jour n'est pas du genre à faire des accouchements par voie basse pour les bébés en sièges, mais heureusement que j'ai apporté avec moi les radios de mon bassin pour prouver que ce dernier est suffisamment large pour laisser descendre mon petit crapaud. C'est aussi une façon de montrer que ma volonté farouche de ne pas passer sur la table d'opération illico presto est basée sur des faits concrets.

On m'explique que, malgré ma volonté de ne pas avoir de péridurale, je vais en avoir une. Je n'ai pas le choix, c'est la procédure, pour un accouchement en siège la péridurale est obligatoire.

Je commence à avoir des contractions deux heures environ après la perte des eaux, elles sont douloureuses mais plutôt gérables. Lorsque l'anesthésiste arrive, je suis soulagée, je lui fais le plus beau dos rond qu'elle ait jamais vu. C'est tellement fun de pouvoir voir ensuite les contractions arriver sur le monitoring sans jamais les sentir.

Le travail dure longtemps, toute la nuit, jusqu'au petit matin du 8 mars.

À 8h30, mon col est complètement dilaté, effacé et je vais entrer dans cette phase assez ésotérique durant laquelle plus rien d'autre n'existe que le rythme de mon corps qui travaille à expulser le fruit de mes entrailles. Je n'ai que le souvenir de m'être gérée toute seule, même si je sais que c'est faux, je ne me souviens que vaguement des huit ou dix personnes qui nous ont rejoints dans la pièce.

Je suis dans ma bulle, je me répète : "je suis une vague, je suis la marée, je suis sourde et aveugle.", quand soudain, tout s'arrête, je perds ma concentration. Je reconnais ce gynécologue, celui qui fait également des accouchements par voie basse pour les présentations en sièges. Il est aux côtés du médecin de garde, c'est lui qui va prendre la relève et m'accoucher.

Je me sens alors rassurée et chanceuse, jusqu'à ce que j'entende : « On arrête tout ! »

En moins de temps qu'il ne m'en faut pour ouvrir la bouche et protester je me sens entraînée vers une salle d'opération, seule, sans mon mari et sans explications.

Pourquoi ? Alors qu'on voit les fesses de mon bébé pointer dehors. Pourquoi ? Alors qu'on y est presque et qu'il ne me reste plus qu'une ou deux poussées à faire. Pourquoi est-ce que l'on m'emmène au bloc ?

Je pleure durant toute la demi-heure que dure la césarienne, les bras en croix derrière le rideau bleu baissé, malgré les paroles apaisantes de l'assistant anesthésiste qui m'explique tout, et me tient la main.

Je n'entends pas mon fils crier, c'est son père qui crie.

Une auxiliaire de puériculture vient me présenter mon fils tout propre, avec un petit chapeau et une serviette bleue. Elle approche son visage du mien, en tête bêche car je fais toujours l'étoile de mer sur la table. Je pleure toujours, mais de joie cette fois, mon fils est beau et il plante un regard magique dans le mien.

J'ai de la chance, dès que je suis recousue, ou plutôt agrafée, de pouvoir retrouver mon bébé sans passer par la case salle de réanimation où j'aurais été séparée de lui pendant encore deux heures.

Je me remets très vite de cette opération. Je rentre chez nous au bout de trois jours et je bénéficie d'une Hospitalisation à Domicile le 4è jour.

Mon accouchement ne s'est pas du tout déroulé comme je l'avais rêvé. Sur le coup je n'avais pas envie de m'entendre dire que l'essentiel est que bébé soit là et en bonne santé. Non, ce n'était pas l'essentiel, ce n'est pas comme ça que je le ressentais. L'accouchement fait partie de la naissance, du souvenir global et il est important que ce moment ne soit pas minimisé par l'entourage. Il ne faut pas minimiser la fierté qu'une mère ressent d'avoir réussi à mettre au monde son enfant. Il ne faut pas minimiser sa souffrance de ne pas avoir vécu son accouchement aussi bien qu'elle l'espérait.

Plus tard j'ai appris que mon fils avait le cordon enroulé autour du cou et que c'est pour cette raison que les versions n'avaient pas fonctionné en amont et qu'il n'aurait jamais pu sortir par voie basse. Cela m'a beaucoup aidé à ne pas culpabiliser de l'avoir fait naître par césarienne.

Aujourd'hui mon crapaud a 9 mois et 22 jours. La cicatrice de la césarienne est encore très présente, mais surtout physiquement.

J'ai accouché de mon bébé. De mes mains, j'ai mimé sur lui quelques jours plus tard le passage qu'il aurait emprunté par voie naturelle et on s'est réconciliés avec notre naissance. C'est bon, c'est réglé, tout va bien.

Une arrivée rapide et inattendue

Juillet 2013 - 2h de travail

HÔPITAL - CÉSARIENNE (URGENCE) - 1ER ACCOUCHEMENT - À TERME - NON
DÉCLENCHÉ - AVEC PÉRIDURALE - GROSSESSE SIMPLE

———————————————————

Ma grossesse ne s'est pas passée de façon idéale, elle a été accompagnée
de nombreux désagréments mais j'en ai profité autant que possible. C'est
vers la mi-juillet que les choses se sont compliquées.

Un matin comme les autres, à mon réveil, je ressens comme un barrage
céder entre mes cuisses et je suis immédiatement trempée. Je cours aux
toilettes pour regarder ce qui se passe, je me dis que ma poche des eaux
a certainement rompu. Arrivée dans les toilettes je me rends compte que
c'est du sang, j'en perds beaucoup.

Je suis prise d'une grosse panique, en plus je suis en train de réaliser que
ça fait un petit moment que je n'ai pas senti mon bébé bouger, je suis
seule à la maison et il y a du sang absolument partout entre ma chambre
et les toilettes. Ça ressemble à une scène de crime, je suis complètement
affolée.

Je saute sur mon téléphone pour appeler la maternité et ils me demandent de venir en urgence. Avant de partir, j'éponge tout ce sang afin qu'il
ne sèche pas au sol et j'en profite aussi pour prendre une douche rapide.
Je prends mon dossier de maternité, toutes mes affaires et je file.

Sur le chemin, mon petit bonhomme se manifeste en me mettant un
petit coup de pied. C'est un soulagement immense de le sentir bouger et
d'avoir la preuve qu'il est encore en vie ; j'ai eu le temps de penser au pire.
En arrivant je constate que les saignements se sont estompés, ça aussi c'est
rassurant.

Arrivée à la maternité, je suis prise en charge par une sage-femme qui me
fait un monitoring et une échographie. Tout va bien, mon bébé se porte
comme un charme, il n'y a rien à signaler. Personne ne peut expliquer
d'où viennent les saignements, les médecins supposent qu'il s'agit d'un
décollement placentaire. On me fait quelques examens complets. Je passe

une demi-journée à la maternité puis on me renvoie à la maison. Je suis rassurée et soulagée parce que je ne suis pas encore au terme de ma grossesse, 36 semaines d'aménorrhée, et la maternité aurait dû me transférer dans un autre hôpital s'ils avaient eu à m'accoucher.

Je rentre donc chez moi et je reprends le cours de ma grossesse jusqu'à la fin du mois de juillet. Pendant la dizaine de jours qui suivent, je ressens beaucoup de fatigue, plus que d'habitude, j'ai du mal à faire les choses du quotidien et je ne cherche pas non plus à me forcer de peur de déclencher mon accouchement prématurément. Je me repose beaucoup, et ce jusqu'à la fin du mois.

Le dernier jour de juillet, aux alentours de deux heures du matin, je suis réveillée par la même sensation que la fois dernière, celle d'un barrage entre mes cuisses qui va céder. Je me relève aussi rapidement que possible pour foncer dans les toilettes. Je ne suis pas assez rapide et du liquide commence à couler le long de mes cuisses alors que je quitte la chambre. En arrivant dans les toilettes, cette fois-ci, je m'attends à ce que ce soit la poche des eaux qui a fissuré, mais non ! C'est encore du sang, beaucoup de sang. C'est comme si l'histoire se répétait. Depuis les toilettes, je crie le nom de mon conjoint, j'ai besoin de m'y reprendre à plusieurs fois au point de hurler pour qu'il m'entende. Il arrive en courant, complètement sonné. Quand il voit tout le sang qu'il y a partout il panique.

Je le rassure et lui demande de commencer à préparer les affaires. À partir de là, tout va très vite. J'appelle la maternité, qui nous demande de venir le plus rapidement possible, j'éponge le sang au sol, je prends une bonne douche chaude, je m'habille, et je pense à prendre des alèses pour protéger le siège de la voiture puis nous nous mettons en route pour la maternité.

Sur la route, on est détendus, on discute, on rigole, je sens bien mon bébé bouger et les saignements, comme la dernière fois, s'estompent.

Arrivés à la maternité, on me fait une série d'examens. Juste après le toucher vaginal, les saignements reprennent, je perds beaucoup de sang, tellement de sang que la sage-femme est obligée de changer les alèses du lit plusieurs fois. Ma tension est haute mais mon bébé se porte bien, il est actif et son rythme cardiaque est régulier.

Le gynécologue de garde arrive dans la salle pour m'examiner ; à peine m'écarte-t-il les cuisses que le flot de sang s'amplifie, c'est le déluge. Il demande mes constantes et sa sentence tombe sur le champ : césarienne d'urgence.

Je me mets à trembler. Je n'arrive pas à réaliser que dans l'heure à venir je vais être maman, que je ne vais pas passer par un long travail comme toutes les femmes qui accouchent par voie basse.

On m'emmène en urgence au bloc opératoire où l'on me pose une perfusion, une sonde urinaire, un tensiomètre, il y a tout un tas d'appareils autour de moi. Tout le monde s'affaire, les gens courent littéralement dans tous les sens, je réalise l'urgence de la situation. On ne m'explique pas vraiment ce qui se passe mais je fais confiance. Au même moment, ma perfusion se met à saigner et les draps se retrouvent inondés de sang. On me dit que ce n'est pas normal.

Vu la situation, l'anesthésiste décide de me faire une anesthésie générale, il s'en excuse, mais m'explique que mes saignements ne lui plaisent pas et qu'il a peur que je fasse un hématome avec une rachianesthésie. Il passe à l'action et là, pour moi, c'est le trou noir.

Lorsque j'ouvre les yeux de nouveau, je suis toujours dans le lit, dans un couloir, mon conjoint est à côté de moi, il me touche la main, me caresse le visage. Il n'a pas assisté à la césarienne et n'a pu me rejoindre qu'une fois que le bébé était sous couveuse.

De l'autre côté du lit, il y a une couveuse et à l'intérieur un petit être tout rouge avec une couche blanche. Il est tout flou ; sans mes lentilles, ni mes lunettes, je vois à peine. Ce petit être hurle et gesticule dans tous les sens. Je demande à mon chéri si c'est le nôtre, s'il va bien, s'il n'a eu aucun mal à respirer. Une fois rassurée, je pleure de soulagement et de joie, je ne pensais pas que je serais autant émue après cette césarienne. Même si je n'ai pas connu les contractions liées au travail et que je n'ai pas accouché de façon classique puisqu'ils ont eu à sortir mon bébé de mon ventre, je me sens tout même immédiatement maman. Notre bébé, le fruit de notre amour est parmi nous.

J'ai beaucoup de mal à considérer que j'ai accouché. J'ai donné la vie mais je n'ai pas l'impression d'avoir accouché même si cette naissance ne me laisse pas un mauvais souvenir. Après réflexion, je me dis que c'est l'accouchement extraordinaire d'un petit être extraordinaire.

Une expérience plutôt positive

Mars 2014 - 1h de travail

HÔPITAL - CÉSARIENNE (PROGRAMMÉE) - 1ER ACCOUCHEMENT - À TERME - NON
DÉCLENCHÉ - TÊTE EN BAS - AVEC PÉRIDURALE - GROSSESSE SIMPLE

————————————————————

Depuis le début de ma grossesse, mon gynécologue a toujours soupçonné mon bassin d'être très étroit, et quand, au rendez-vous du 8è mois, il confirme que mon bébé fera plus de 4 kg à terme, il me prescrit tout de suite un scanner pour évaluer la capacité de mon bassin à faire passer mon bébé.

Je passe ce scanner quelques jours après et les craintes de mon gynécologue se révèlent fondées. Les résultats de mon scanner montrent que mon bassin est très étroit et que les chances d'un accouchement par voie basse sont faibles vu que le diamètre de la tête de mon bébé est déjà aussi large que mon bassin.

Il n'y a aucun signe de dilatation au niveau de mon col, il est bien ferme, long et fermé. On ne peut donc pas compter sur un début de travail naturel et il n'y a pas d'autre choix que de programmer une césarienne : ce sera pour dans dix jours.

Mon compagnon et moi quittons la clinique un peu sous le choc ; nous avions tellement imaginé la façon dont nous allions accueillir notre bébé, cette rencontre à trois. Je me sens minable de ne pas être capable de mettre mon enfant au monde moi-même. Je me sens coupable de ne pas pouvoir avoir un accouchement "normal", de ne pas permettre à mon homme de participer à l'accouchement, de ne pas lui permettre de couper le cordon ombilical ; j'ai l'impression de lui voler la magie d'une naissance où tout se passe bien. J'appréhende énormément.

Pour me rassurer, je cherche quelques témoignages de césarienne sur le net et ça ne me rassure pas forcément parce que nombreux d'entre eux sont très négatifs et tristes. Je me focalise alors uniquement sur les récits d'accouchement positifs et je comprends que la meilleure façon de bien vivre cette césarienne c'est d'arrêter de culpabiliser et de maudire cet acte qui en réalité est salvateur. Je comprends aussi qu'il faut que je fasse abstraction du côté opération de cette intervention et que je vive ce moment comme une naissance. Changer ma façon d'aborder cette césarienne me fait beaucoup de bien, même si ça ne me permet pas de réduire mon angoisse grandissante.

La veille de ma césarienne, je me rends à la clinique dans l'après-midi, je fais toutes les formalités puis on m'installe dans ma chambre. Mon niveau de stress monte d'un coup. Après un monitoring, mon compagnon me rejoint et on profite de ces derniers instants à deux et des derniers petits coups de bébé à travers mon ventre. Je dors très peu la nuit suivante tellement je suis angoissée.

Le lendemain, le brancardier vient me chercher dans ma chambre à 9h15. Il a 15 minutes de retard et ces 15 minutes sont les plus longues et les plus stressantes de ma vie.

Alors qu'on avance vers le bloc opératoire, je vois mon gynécologue qui essaie de me rassurer tant bien que mal en disant que tout va bien se passer.

Arrivée au bloc j'essaie de me détendre en pensant à mon bébé qui sera là dans quelques minutes, puis rapidement tout s'enchaîne. On me pose une perfusion, une rachidienne, tout est en place, on attend juste que la papa vienne me rejoindre. À ce moment précis je me dis que je ne peux plus faire marche arrière. Ils commencent la césarienne, je ne ressens absolument rien, je n'ai pas mal, par contre je sens bien les secousses. On m'appuie sur le ventre, ça bouge beaucoup, puis d'un coup je ressens un grand vide.

Bébé est là, on nous le présente très vite, il a encore plein de liquide dans les poumons ; on lui aspire ce liquide et on entend ensuite ce petit cri, son premier cri que l'on attendait tant et qui me fait verser ma petite larme. On m'apporte ensuite mon bébé pour un petit câlin, il se calme dès que je commence à lui parler. Après quelques minutes ensemble, il part avec son papa afin qu'on puisse me recoudre. Une fois les soins terminés, on m'emmène en salle de réveil.

Je n'aurais jamais pensé que je pourrais vivre cette césarienne aussi sereinement. Certes je n'ai pas vu mon bébé sortir de moi, mais j'ai tout de même eu cette sensation de vide quand bébé est sorti, le papa était présent et on a vécu ce moment ensemble. Il n'était peut-être pas aussi magique qu'un accouchement par voie basse mais il nous a tout autant remplis de joie et d'émotions. Le seul bémol ce sont les heures passées en salle de réveil à attendre de pouvoir les rejoindre.

Au final, mon petit bébé mesure 50 cm pour 3 kg 120.

Les suites de couche ont été très difficiles, le premier jour je pouvais à peine bouger de mon lit et c'était presque impossible de pouvoir m'occuper de mon bébé. Le lendemain je me suis levée avec beaucoup de difficultés et j'ai pu m'occuper de mon fils toute seule même si la douleur était très présente. Je suis restée cinq jours à l'hôpital mais après ma sortie, je me suis très vite remise sur pieds.

Aujourd'hui mon fils a 3 semaines, je repense à cette césarienne avec émotions, bonheur, et j'ai finalement oublié les douleurs post-accouchement grâce à mon bébé.

Je voulais partager ce merveilleux moment avec les futures mamans qui ont peur de la césarienne afin qu'elles se rendent compte que toutes les césariennes ne sont pas catastrophiques et mal vécues.

Une césarienne compliquée

Octobre 2012 - 14h de travail

HÔPITAL - CÉSARIENNE (PROGRAMMÉE) - 1ER ACCOUCHEMENT - À TERME - NON DÉCLENCHÉ - EN SIÈGE - AVEC PÉRIDURALE - GROSSESSE SIMPLE

Mon accouchement ne s'est absolument pas déroulé comme je le souhaitais. Moi qui n'étais pas angoissée, persuadée que tout allait bien se passer, j'ai très vite déchanté.

J'arrivais au terme de ma grossesse, mon bébé était encore bien au chaud dans mon ventre. Avec mon homme, nous allons à l'hôpital pour un examen de contrôle, je sais que ces derniers jours sont très importants et mon médecin m'a déjà dit qu'on déclenchera mon accouchement si mon bébé a plus que quatre jours de retard. Lors de l'examen, mon gynécologue estime le poids actuel de mon bébé à 4 kg 200 et recommande une césarienne d'urgence immédiate.

J'ai à peine le temps de réfléchir et de digérer cette information que très rapidement on m'emmène en salle de pré-travail pour me déclencher. Mon col n'est pas prêt du tout, il est long, dur et fermé. Très vite après l'injection des produits, je commence à ressentir les premières contractions douloureuses. Il est 13h30. J'essaie des gérer tant bien que mal, en respirant fort, en serrant la main de mon homme ; c'est vraiment difficile.

À 22h30, je commence à flancher, je n'en peux plus, les contractions sont très régulières, très rapprochées, je n'ai pas de répit, elles ont lieu toutes les minutes et demie. Je pleure, je hurle, je suis désemparée et aucune des sages-femmes ne vient pour tenter de me soulager.

Quelques longues minutes plus tard, l'une d'elles vient pour me faire un examen du col ; je suis dilatée à 3 cm. Je me réjouis parce que je pense que je pourrai avoir la péridurale mais je déchante quand la sage-femme me dit que l'anesthésiste est complètement débordé et qu'il faudra certainement attendre environ deux bonnes heures avant qu'il puisse se libérer.

De 22h30 à 6h30, les contractions s'intensifient bien de nouveau, j'ai tellement mal que j'en tremble. Je suis avec le papa et nous nous sentons si seuls ! Seuls face à cette détresse et le fait que personne ne vient nous voir pour essayer de me soulager.

À 6h30 enfin, l'anesthésiste arrive, je suis dilatée à 5 cm, on me perce la poche des eaux puis l'anesthésiste procède à la pose de la péridurale. Je suis soulagée mais tellement épuisée par ces longues heures de souffrance que je n'arrive pas à répondre aux questions de la sage-femme. Alors qu'elle procède au monitoring, elle détecte quelque chose d'anormal et fait appel en urgence au médecin qui m'annonce que mon bébé est en souffrance. Je fais moi-même de la fièvre, les choses ne s'annoncent pas bien du tout. Il y a cinq personnes dans la salle de travail, le papa tourne de l'œil et moi qui suis complètement dans les vaps, j'arrive à peine à ouvrir les yeux. La sentence tombe rapidement : il faut procéder à une césarienne d'urgence car mon bébé ne va pas bien.

J'avais toujours souhaité accoucher par voie basse mais ce n'était plus très important vu l'urgence de la situation. Ils m'emmènent au bloc et on procède à la césarienne. Tout se passe très bien, je suis même plutôt détendue, je ne ressens pas grand-chose, mais je sens bien lorsqu'ils sortent mon bébé de mon ventre.

C'est ainsi que ma fille naît, à 7h35. Les quelques secondes qui s'écoulent entre le moment où ils la sortent et celui ou je l'ai vue me paraissent interminables. Et enfin, la sage-femme s'approche de moi et me présente ma fille. Je suis heureuse, je tremble, je pleure de joie, elle est tellement belle. Je demande si je peux la toucher et on me répond : "Mais bien sûr ! C'est votre fille !". Je n'en crois pas mes yeux, je touche sa petite main, qui il y a encore quelques secondes se trouvait dans mon ventre. Elle pèse 4 kg 240, un beau gros bébé.

Malheureusement très rapidement ce moment magique se transforme en un cauchemar.

Une fois en peau à peau avec son papa, les médecins s'aperçoivent qu'elle a des difficultés pour bien respirer et qu'elle a besoin d'assistance. Elle est vite mise sous couveuse et reçoit de l'oxygène, il y a des fils branchés sur elle partout. Je suis en salle de réveil depuis bientôt 3h et je n'ai toujours pas pu prendre ma fille dans mes bras, je suis inquiète et je n'ai pas de réponses. Le pédiatre arrive dans la salle pour m'expliquer que ma fille va me rejoindre plus tard parce qu'elle doit être emmenée au service néonat pour qu'on la surveille pendant 24h minimum. C'est très difficile à entendre, je suis angoissée, inquiète, je pleure.

Le papa arrive dans la salle avec ma fille dans la couveuse pour me voir. Elle a des fils branchés à elle partout, c'est impressionnant. Je ne peux pas la prendre dans mes bras, ni lui donner le sein, c'est tellement frustrant. Une sage-femme doit m'aider à presser mon lait qu'on le lui donne à la petite cuillère.

Mon mari passe presque toute la nuit à ses côtés et moi je suis bloquée au lit avec un sac de sable sur le ventre. La journée suivante il m'emmène en fauteuil roulant jusqu'au service néonatal, parmi tous ces bébés qui ont pour la majorité un petit poids contrairement à la mienne. Elle est la petite mascotte, toutes les infirmières viennent nous voir pour dire qu'ils n'ont pas l'habitude d'avoir un bébé aussi gros dans ce service.

Mon bébé revient en chambre avec moi le lendemain à 15h30, 32 heures après sa naissance. Les examens montreront qu'on a attrapé une infection materno-fœtale et on sera toutes les deux sous antibiotiques pendant cinq jours. On me rassure sur le fait qu'il n'y a rien de grave et qu'il n'y a pas de raisons de s'inquiéter.

Le séjour à la maternité se passe bien, l'équipe est très à l'écoute contrairement à celle que j'ai eue pendant mon pré travail. Heureusement pour moi, je peux rattraper mon absence auprès de ma fille durant les premières heures de sa vie car ma cicatrice ne me fait absolument pas souffrir. J'ai beaucoup de mal maintenant à lire les récits d'accouchement par voie basse, je suis tellement triste de ne pas avoir connu cela. Et je m'en veux aussi parce que je me dis que si j'avais refusé le déclenchement de mon accouchement, peut-être que ma fille n'aurait pas souffert et peut-être que mon accouchement aurait été différent.

À toi, future maman

Maman - Post Partum - Bébé - Suite des couches - Nouvelle vie - Congé Maternité - Cocooner - Cours de préparation à l'accouchement - Projet de naissance - Haptonomie - Douleur - Grossesse - Naissance - Peau à peau - Bain de naissance - Maternité - Allaitement - Récit d'accouchement - Séjour - Bonheur - Joie - Plan de naissance - Chambre - Mère - Sentir - Ressentir - Douleur - Confiance - Libérée - Délivrance - Cordon ombilical - Enceinte - Soulager - S'abandonner - Liberté - Fatiguée - Découragée - Revigorée - Forte - Invincible - Fière - Mère - Bulle - Prête - dpa

À toi future maman, toi qui t'apprêtes à donner la vie dans peu de temps, j'aimerais te rassurer et te dire que ça va aller. L'accouchement est une aventure tellement intense et unique. Nous la vivons toutes, chacune à notre façon, avec une intensité personnelle, et quelle que soit la manière dont ton accouchement se déroulera, tu donneras la vie.

Il est important pour moi de partager ces quelques conseils si précieux que j'ai reçus d'autres femmes, ces informations que j'ai obtenues lors des mes échanges avec des sages-femmes et qui m'ont tellement servi pour mes propres accouchements. Cela a été pour moi une belle façon de compléter ma préparation traditionnelle à l'accouchement et cela m'a permis de me sentir un peu plus confiante pour le jour J. Je souhaite de tout coeur que ces quelques conseils te soient utiles.

Chaleureusement.

Songer à son projet de naissance

Le projet de naissance est la meilleure façon d'expliquer aux personnes du corps médical qui seront présentes le jour de ton accouchement comment tu aimerais que les choses se déroulent, dans un monde idéal. Il ne garantit pas que les choses se passeront telles que tu les as décrites, mais c'est une bonne base de départ. Quel que soit le type d'accouchement que tu souhaites, rédiger un plan de naissance est une excellente façon de se préparer étant donné qu'il t'oblige à te projeter, à réfléchir aux différentes étapes de ton accouchement mais également aux différentes éventualités. Il permet ainsi de se poser les bonnes questions.

Dans le feu de l'action, il n'est pas simple de prendre certaines décisions, et le fait d'y penser en amont permet de se sentir plus apaisée.

Voici quelques idées de questions à se poser et quelques points sur lesquels réfléchir pour démarrer la rédaction du plan de naissance :

Qui sera présent le jour J ?

Le papa, une sage-femme privée, une doula, un membre de la famille, une amie chère ? Mentionne-le. La personne présente devra être impliquée à 100% dans ton accouchement, elle doit connaître tes souhaits afin de pouvoir te soutenir le jour J et s'assurer que le personnel médical ira dans la direction souhaitée. Elle pourra ainsi répondre à certaines questions à ta place, faciliter la communication avec le personnel médical mais également prendre des initiatives telles que par exemple aller chercher la sage-femme quand nécessaire, poser les bonnes questions, procéder à des massages pour gérer la douleur ou suggérer de changer de position. Cette personne sera là pour t'épauler, t'aider à décompresser, t'aider à gérer la douleur et sera le principal intermédiaire avec le personnel médical pendant que tu seras dans ta bulle.

Il est donc très important de choisir la bonne personne et de prendre le temps de discuter avec elle, de lui expliquer quel rôle tu veux qu'elle joue le jour J afin d'être parfaitement alignées. Oui, la personne qui nous accompagne le jour de l'accouchement a un rôle clef et peut vraiment avoir un impact sur son déroulement.

Envisages-tu la péridurale ?

Si oui, quel serait le moment idéal pour qu'on te la pose ? Veux-tu faire le plus gros du travail sans péridurale ou est-ce que le plus important est de ne pas avoir mal et donc de l'avoir le plus tôt possible ?

Si tu souhaites un accouchement sans péridurale, comment penses-tu gérer la douleur et quelles sont les différentes méthodes que tu souhaites utiliser ? Accepterais-tu de prendre des antalgiques si la douleur devient de plus en plus difficile à surmonter ?

Ce sont des questions qu'il est important de se poser, il n'y a pas de bonnes réponses, juste des choix personnels.

Ta sage-femme sera t-elle disponible le jour de l'accouchement ?

Ce n'est pas toujours garanti, mais certaines sages-femmes s'arrangent pour que cela arrive. Ça dépend aussi parfois de l'attachement que vous avez l'une envers l'autre. Pour certaines futures mamans, avoir sa sage-femme présente le jour de l'accouchement est primordial, pour d'autres c'est moins indispensable.

Quels vêtements pour le travail et l'accouchement ?

La majorité des femmes font tout le travail dans cette blouse d'hôpital qui donne l'impression d'être malade, alors qu'il est tout à fait possible de demander à rester dans ses propres vêtements à condition qu'ils soient confortables et travail-friendly. Il faut qu'on puisse te faire un monitoring si besoin et un examen du col.

En général, au moment de l'accouchement, on finit toute nue, sur la table.

Pour la petite information j'ai fait deux de mes travails avec un top sans manches et une jupe mi-longueur en coton, c'était très cosy et très agréable de se promener ainsi pendant tout le travail.

Comment vais-je gérer la douleur ?

Que l'on fasse le choix de la péridurale ou non, la douleur est inévitable et il est important de réfléchir aux différentes stratégies à mettre en place lorsqu'elle pointera le bout de son nez. Une swiss ball pour pouvoir faire des mouvements du bassin ? De l'homéopathie ? Des massages ? De la relaxation ? La visualisation ? Émettre des sons ? La chaleur appliquée dans le bas du dos ? Il y a de nombreuses possibilités, de nombreuses choses à essayer qui fonctionnent selon les personnes et selon l'avancement du travail. Il est bien d'y réfléchir pour avoir de nombreuses options le jour J.

L'ocytocine ?

Et s'il fallait accélérer le travail avec un peu d'ocytocine ? Dois-je l'accepter ? Ai-je le droit de le refuser ? En fait, c'est quoi l'ocytocine ? Pourquoi accélérer le travail maintenant ? Y-a-t-il un danger pour moi ou mon bébé ? Est-ce pour que cela aille plus vite, c'est tout ? Y a-t-il d'autres façons d'accélérer le travail et de faire bouger les choses ? Y a-t-il d'autres options ?

Il est important de poser les bonnes questions, même pendant le travail ou l'accouchement. S'en remettre au corps médical ne signifie pas qu'on ne doit pas chercher à comprendre les décisions qui sont prises ou qu'on ne peut pas demander des alternatives.

La poche des eaux ?

Se renseigner sur les événements est la meilleure façon de ne pas les subir et de pouvoir prendre part aux décisions, ou du moins les comprendre. Quelle est ton opinion concernant le fait de percer la poche des eaux de façon artificielle ? Que se passe-t-il une fois que la poche des eaux est rompue ? Comment évolue le travail ? Quelles sont les motivations pour percer la poche des eaux ? Cela peut-il attendre ? Comment seront les contractions une fois la poche des eaux percée ? Accoucherai-je plus vite ?

Tant de questions qu'il est nécessaire de se poser. Une fois la poche des eaux percée le travail est beaucoup plus intense, les contractions deviennent beaucoup plus douloureuses. Dans de nombreux cas, cela aidera à accélérer le travail en modifiant le col, mais dans d'autres cas, cela intensifiera les contractions et la douleur sans aucun impact sur le col. La question mérite une discussion avec la sage-femme ou le gynécologue, et je ne peux que t'encourager à te renseigner sur le sujet.

Dans quelle position souhaites-tu accoucher ?

Voilà une autre question importante à se poser. L'accouchement sur le dos, qui correspond à la position gynécologique, n'a absolument rien de physiologique. Il est important de savoir qu'être sur le dos rend les contractions beaucoup plus douloureuses et la douleur est vraiment localisée dans le dos. Pour la petite anecdote, lors de mon troisième accouchement, alors que je faisais le travail debout ou en squat en me soutenant au lit, on m'a demandé de m'allonger pour monitorer le bébé et dès l'instant où je me suis allongée, j'ai perdu mon self contrôle, les contractions sont devenues foudroyantes alors que l'instant juste avant, je gérais calmement. Je ne suis pas restée allongée longtemps, je peux vous l'assurer.

Quand on est sur le dos, on joue contre la gravité, le col ne cherche qu'à se retrousser, le bébé ne demande qu'à descendre, à sortir, et en étant allongée sur le dos, on ralentit le processus.

Certes, avec la fatigue, la position allongée est celle qui peut permettre de mieux se "reposer". C'est aussi une position pratique pour l'obstétricien(ne), elle permet d'avoir une bonne vision de tout ce qui se passe, mais il y a tellement d'alternatives à explorer en terme de positions. En chien de fusil, semi-assise, debout, sur les genoux, etc. Je t'invite à ouvrir tes horizons et à te renseigner, te projeter sur ton propre accouchement, faire un travail de visualisation pour voir quelles sont les positions que tu envisages d'explorer le jour de ton accouchement.

Et le cordon ombilical ?

Qui le coupera ? C'est le papa qui le fait la plupart du temps mais certains sont très réticents à cette idée. Ça arrive aussi que la maman le fasse.

Certaines mamans souhaitent attendre que le cordon finisse de battre (pulser) avant de le couper afin que tous les échanges de la mère vers le bébé soient terminés. Ça vaut la peine de se pencher sur le sujet et de voir quelle importance on accorde à ce clampage du cordon ombilical.

Le peau à peau Immédiat ?

C'est peut-être une évidence mais c'est encore mieux lorsque c'est écrit. Je l'évoque aussi parce qu'il arrive qu'on fasse des examens au bébé après l'avoir seulement laissé quelques petites minutes avec sa maman alors que certains de ces examens peuvent être différés. Le poids de votre bébé ou sa taille par exemple ne changeront pas, donc ça peut attendre.

Et ton placenta ?

Souhaites-tu voir ton placenta ? Pour certaines mamans c'est important.

Il est également possible de demander à le conserver pour diverses utilisations comme par exemple une empreinte placentaire. Il s'agit d'utiliser le placenta comme un pochoir et de déposer son empreinte sur un papier ; elle ressemble à un arbre, l'arbre de vie. C'est très artistique et en plus c'est unique.

Un autre usage peut être de faire des pilules à partir du placenta et de les consommer en post partum. Ça vaut la peine de se pencher sur le sujet.

Penses-tu allaiter ton bébé ?

Quelle que soit ton opinion, il s'agit simplement de se préparer et de pouvoir être entourée des personnes et du personnel médical qui te supporteront dans tes choix.

Le bain de naissance ?

Sais-tu qu'il n'y a rien qui t'oblige à donner le bain à ton bébé le jour de sa naissance ? Tu peux le différer et il y a de nombreux avantages à cela.

Il y a tellement de points sur lesquels tu peux réfléchir concernant ce que tu souhaites pour ton accouchement ! Quitter l'hôpital plus tôt si les conditions le permettent. Pouvoir être mobile pendant le travail et ne pas être sous monitoring constamment pour justement pouvoir bouger. Ne pas avoir son col vérifié régulièrement, ça ne fera pas avancer le travail plus vite. Pouvoir boire et manger, même en petite quantité ; dans certains hôpitaux, ce point sera impossible à faire accepter.

Écrire son projet de naissance, c'est une belle manière de se projeter et de rêver son accouchement, mais également de se préparer. C'est TON accouchement, alors n'attends pas le jour J pour te poser toutes ces questions. Choisis une méthode de préparation qui t'est adaptée, renseigne-toi sur l'accouchement et ses différentes étapes, on a moins peur de ce que l'on connaît mieux, n'est-ce pas ? Le fait d'être informée et préparée te donnera une certaine sérénité face aux événements.

Pour finir sur le sujet, reste flexible concernant tes choix et souhaits. Tu as le droit de revenir sur tes décisions. Tu as le droit de demander la péridurale même si tu disais ne pas la vouloir, tu as le droit d'accoucher dans une autre position que celle à laquelle tu pensais. Et si les choses ne prennent pas la tournure souhaitée, ne le vois pas comme un échec mais plus comme une adaptation. Savoir s'adapter, c'est la clef.

D'où vient cette envie d'accoucher sans péridurale

Se dire que l'on veut accoucher sans péridurale, c'est une chose, y parvenir, c'en est une autre. Quand on n'a jamais connu les douleurs des contractions d'un accouchement, c'est une décision prise sans véritablement avoir conscience de ce qui va se passer. Il est impossible d'imaginer la dimension et l'intensité de la douleur d'une contraction. On s'imagine que ça va faire mal, très très mal, que ce sera 1000 fois plus douloureux que les règles les plus douloureuses qu'on a connues, comme le décrivent certaines mamans, mais il est difficile de visualiser à quelle intensité de douleur cela correspond. Il faut beaucoup de force et de volonté le jour J pour ne pas revenir sur son choix, pour ne pas céder à la péridurale, tellement la douleur est surprenante.

Les réactions des pro-péridurales sont parfois très "vives" face aux mamans qui choisissent de ne pas prendre la péridurale, il y a souvent beaucoup d'incompréhension entre les deux camps. Pourquoi décider et accepter de souffrir alors que la péridurale peut soulager la douleur ? Pourquoi souffrir, quand la douleur peut être apaisée ?

La réalité, c'est que les motivations des mamans sont diverses et souvent très personnelles.

Il y a celles qui craignent la péridurale et la refusent parce qu'elles ont peur de tout le côté médical, il y a celles qui veulent un accouchement naturel - physiologique. Le résultat est peut-être le même mais l'approche est totalement différente.

Les mamans qui ont peur de la péridurale et de ses effets

Être douillette, avoir peur des aiguilles, des effets secondaires ou des ratés font partie des raisons pour lesquelles certaines mamans craignent la péridurale et souhaitent s'en passer pour leur accouchement :

- La piqûre dans le dos : Certes les anesthésistes ont l'habitude de poser des péridurales, mais il arrive qu'il y ait des loupés et qu'il faille repiquer une seconde fois, si ce n'est plus.

- Le mal de dos : De nombreuses femmes ayant eu la péridurale se plaignent d'avoir eu mal au dos quelques jours, semaines ou mois après leur accouchement, et la péridurale, selon elles, serait la principale responsable.

- La péridurale en question : Une étude[1] a révélé que les bébés accouchés avec la péridurale sont endormis et moins alertes à la naissance que ceux qui ont été accouchés sans péridurale. Pour bien démarrer l'allaitement, cela peut parfois être problématique d'avoir un bébé qui n'est pas très actif.

- La bonne dose : Il peut arriver que certaines mamans reçoivent une dose trop importante de produit anesthésiant diminuant fortement les sensations au niveau du bassin et des jambes. Il devient difficile pour ces mamans de ressentir les contractions.

Hormis tout le côté médical, il y a souvent des raisons plus personnelles dans le choix d'un accouchement naturel, et ces raisons varient d'une maman à une autre.

Les mamans qui désirent un accouchement physiologique

Le retour au naturel : accoucher reste un acte naturel, certaines mamans souhaitent ne pas le médicaliser encore plus qu'il ne l'est déjà et prendre une péridurale pour accomplir un tel acte n'est pas ce qu'elles souhaitent.

- Un héritage : pour certaines femmes, leur maman représente un modèle, un point de référence, et il arrive que, tel un héritage, le fait d'accoucher sans péridurale se transmette de mère en fille. On accouche sans péridurale parce que notre maman l'a fait et c'est parce que c'est juste normal qu'on le fasse à notre tour.

- Tester ses limites : il y a comme ça des défis personnels dans la vie que l'on se lance, et pour certaines, accoucher sans péridurale en est un. On a juste envie de savoir si l'on est capable, comme les autres mamans qui l'ont fait avant nous, de le faire. Et c'est aussi pour cela qu'il y a une grande satisfaction et une fierté à accoucher naturellement, parce que vu la difficulté de la tâche, on est fière d'y

---

1   Midwifery Vol 5, pp 3-10, 1989

être parvenue. Nombreuses sont les mamans qui ressortent de leur accouchement naturel grandies et fortes parce qu'elles découvrent leurs forces, leurs capacités à gérer la douleur et à repousser leurs limites. Elles se sentent capables de réaliser de grandes choses et ont moins d'appréhension à affronter certaines épreuves dans leur vie.

- La mobilité : le fait de ne pas avoir de péridurale permet de rester debout, de se promener pour aider le travail à avancer et de se mettre dans la position de son choix. La mobilité est appréciable et à moins d'avoir une péridurale ambulatoire, on est contraint d'être immobilisé dans son lit.

- Aller dans l'eau : Ne pas avoir de péridurale donne la liberté à la maman de prendre une douche ou un bain pendant le travail. L'eau chaude soulage les douleurs dans le dos, elle apaise et permet de se détendre. Ces moments dans l'eau font partie des moments dont on se souvient, et certaines mamans ont à cœur de faire de leur accouchement une expérience mémorable, malgré la douleur. Avec la péridurale, il est impossible de vivre de tels moments.

- Garder le contrôle : quand on accouche naturellement, on a juste cette envie, ce désir d'être maîtresse de son accouchement, de ressentir chacune des contractions, de ressentir le travail évoluer, de ressentir ces émotions qui nous submergent quand la douleur devient intenable et qu'on perd pied, cette ivresse, cette arrivée imminente de la vie. On accouche bordel !

Il y a quelque chose d'intense, d'exceptionnel et de magique dans le fait d'accoucher sans péridurale, une excitation, une euphorie et des émotions qu'il est difficile de décrire. C'est une aventure qui se vit, qui nous change et nous marque à jamais.

Comprendre la douleur de l'accouchement pour mieux s'abandonner

Qu'on se le dise, accoucher, c'est douloureux ! Les femmes qui accouchent transpirent, gémissent, vomissent parfois, émettent des sons bizarres, perdent le contrôle sur leurs fonctions corporelles. Et pour bien accoucher il faut justement bien perdre le contrôle, oublier ses bonnes manières. Dans le processus de la naissance, il n'y a pas de contrôle possible, le travail se déclenche sans qu'on s'y attende, les contractions s'enchaînent à un rythme imposé et le bébé arrivera de toute façon au bout de ce processus, mais au bout d'un temps que personne ne peut prévoir.

La perception de la douleur : pourquoi a-t-on mal ?

Pendant le travail, certaines couches musculaires de l'utérus se contractent pour effacer le col et le dilater, en poussant le bébé vers le bas. D'autres couches se relâchent complètement pour laisser le col s'ouvrir. Les muscles effectuent ce travail sans qu'on ait à le commander, tout comme le système digestif se met en branle, au besoin, sans notre décision consciente. Par contre si la femme est très tendue, la résistance annule l'effort et le travail a plus de mal à se réaliser, le muscle ne se repose pas entre les contractions, d'où la fatigue et l'augmentation de la douleur.

Notre corps étant bien fait, lorsque nous avons mal nous sécrétons des endorphines - sorte de morphine naturelle, bien connue des grands sportifs - qui nous aident à nous relaxer et à atténuer notre douleur. Malheureusement, si nous sommes très stressées, les endorphines sont moins bien sécrétées et vont être utilisées pour lutter contre le stress, il ne restera plus rien pour la douleur, douleur que l'on ressentira pleinement.

Dans les facteurs qui augmentent la douleur, on retrouve donc la peur, le stress, la tension, la fatigue, le froid, la faim et le sentiment d'insécurité quant à l'environnement qui nous entoure.

Les facteurs qui réduisent la douleur sont la relaxation, la confiance, la bonne information, le contact avec des personnes familières et de confiance, le confort et le fait de rester dans l'instant présent. Anticiper ce qui va se passer crée forcément du stress.

La douleur physique que l'on ressent au moment présent n'est pas la seule raison qui nous pousse à demander la péridurale. La peur que la douleur s'intensifie encore plus est bien présente, la peur d'avoir encore plus mal et de ne plus y arriver est effrayante. Il faut réussir à se défaire de ces peurs, qu'elles soient conscientes ou inconscientes car même chez une femme qui ne souhaite pas la péridurale, lorsque le travail n'avance pas sans que l'on sache pourquoi, on la lui propose car on sait qu'elle aide à lâcher prise.

À quoi sert la douleur ou comment voir la douleur de manière positive ?

Nous vivons dans une société programmée pour fuir la douleur, une société qui croit masochiste la personne qui endure un mal de tête sans aspirine, une société qui n'a laissé qu'aux sportifs le droit d'avoir mal noblement. Prenons le marathon par exemple : on court le marathon pour tester son corps, ses limites, aller au bout de soi-même et on teste sa résistance à la douleur par la même occasion car dans un effort comme celui-là, la douleur est bien présente.

Et bien nous pouvons comparer l'accouchement à un marathon car le travail demande de l'endurance, on y teste ses limites, on apprend à gérer l'effort au fur et à mesure pour arriver au bout. Personne ne sait à l'avance quel travail d'accouchement l'attend, quelles difficultés se trouvent sur le chemin et certaines savent d'avance qu'elles n'ont pas envie/besoin de courir ce marathon sans aide, d'où la péridurale. Cela n'enlève en rien le fait que quel que soit le déroulement, accoucher c'est un travail, un effort qui nécessite une préparation physique et émotionnelle.

On a appris à considérer la douleur comme une agression et on en a peur. Mais pendant l'accouchement, la douleur est l'annonce de la vie qui arrive, du superbe travail créatif qui fait de nous des femmes, des donneuses de vie ! C'est la douleur de l'effort, et plutôt que de lui résister, il faut apprendre à l'accepter, à l'accueillir, à l'embrasser et à dire "Je veux ce travail, je veux que mon corps s'ouvre et laisse passer mon enfant. Je veux faire corps avec la douleur et travailler à ses côtés, en équipe".

Et même lors d'un travail avec péridurale il y aura forcément quelques moments de douleur, avant la péridurale du moins, voire peut être après si elle ne marche pas comme on voudrait ou si elle manque d'effet sur la fin. Il serait alors dommage de s'épuiser sur cette douleur, de lutter vainement, d'être en colère contre elle ou contre cette péridurale, ce ne serait pas se rendre service. Il y a donc là un réel travail mental à faire pour positiver la douleur, souvent pour la première fois de sa vie.

Changeons notre perception de l'accouchement. L'accouchement marque une rupture qui correspond à une entrée dans un monde inconnu, celui des parents. La douleur va préparer ce passage, elle vient briser les schémas habituels de comportement, déséquilibrer la mère au moment où elle doit abandonner le statu quo de la vie courante pour plonger dans la transformation majeure que représente l'arrivée de son bébé dans sa vie. Le partenaire présent vit, lui aussi, ce grand chambardement du corps et du cœur.

Même si la femme demande une péridurale, il ne faut pas qu'elle soit surprise de garder des sensations. Il est favorable pour le travail et la suite de rester connecté avec son corps et avec ce qui s'y passe. La femme qui ressent le passage, sans forcément de douleur, aura plus de facilités à être active dans la poussée et arrivera plus facilement à faire le lien avec ce bébé, cet inconnu.

La maternité exigera mille fois d'une femme qu'elle rassemble ses forces et se surpasse, qu'elle aille puiser profondément en elle-même la confiance et le courage nécessaires pour passer à travers ce que la vie avec son enfant lui réserve. L'accouchement, avec péridurale ou non, quels que soient son issue et son déroulement, par la puissance des mécanismes physiologiques et psychiques sollicités, par l'attrait intense que représente le moment de la rencontre avec le bébé qui arrive, est en quelque sorte un avant-goût de cette nouvelle vie qui l'attend.

Accompagner la douleur des contractions pendant l'accouchement

Comprendre la douleur de l'accouchement, c'est une chose, la gérer c'en est une autre. Comment accepter ces contractions ? Comment s'aider soi-même ? Comment ne pas perdre pied ? Le mot clé est **ACCOMPAGNER** et non pas lutter. Plonger dans « le voyage intérieur ».

Au fur et à mesure que le rythme et l'intensité des contractions vont augmenter, la femme va être obligée d'abandonner son état habituel et le « socialement correct » pour se plonger dans ce qui se passe à l'intérieur de son corps. Elle va devoir s'abandonner, rester dans l'instant présent alors qu'elle ne sait rien de la durée ni de l'intensité de ce qui va suivre.

Dans ce cheminement intérieur, ce plongeon vers l'inconnu, elle va rencontrer ses propres peurs et résistances et elle va devoir les accepter, les traverser pour avancer. La douleur, les sensations sont là pour la guider, pour lui montrer où ouvrir, où lâcher.

Pour cela il faut que la future maman soit pleinement présente, qu'elle s'adapte toujours plus et qu'elle vive l'instant présent, contraction après contraction sans se soucier de la prochaine. Chaque contraction traversée lui donnera le moyen de traverser la suivante.

Et la péridurale dans tout ça ? La péridurale est comme une bouée de secours, elle est là pour aider la femme à s'abandonner, à lâcher ses résistances mais il faut quand même se laisser porter, se laisser aller. La péridurale n'est pas là pour faire tout le travail à la place de la femme, elle ne lui enlève pas ses peurs, elle lui rend juste le courant plus facile.

Même si une femme ne souhaitait pas de péridurale mais que le courant se révèle plus fort qu'elle ne s'y attendait ou que certains obstacles se présentent, il n'y a aucune honte, aucun échec à accoucher avec l'aide de la péridurale. Celle-ci permet à beaucoup de femmes d'accueillir leur enfant dans de biens meilleures conditions qu'elles ne l'auraient fait sans.

Certaines femmes ont besoin de faire, quand cela est possible, ce chemin sans péridurale, et d'autres avec. Chaque choix est à respecter tout comme le choix de l'allaitement ou non. C'est un choix personnel, pas toujours explicable, qui correspond à chaque femme dans son individualité. Et ni vous-même, ni les autres ne doivent vous juger par rapport à ce choix.

Enfin pour conclure, voici quelques conseils pour accompagner au mieux la douleur durant le travail de l'accouchement.

Vivre dans l'instant présent

C'est-à-dire accueillir chaque contraction comme unique, sans penser à celle qui vient de passer ou à la prochaine qui arrive. Il s'agit de savourer avec plénitude les temps de repos entre les contractions, ils sont prévus pour se régénérer, se nourrir, respirer, profiter d'un regard, d'un massage de la personne qui nous accompagne. Le travail est comme un escalier que l'on doit grimper marche après marche, c'est le fait d'avoir franchi la première marche qui nous aide à franchir la seconde et ainsi de suite.

La liberté de mouvement

Se sentir libre de ses mouvements c'est-à-dire pouvoir se mettre dans la position qui nous convient le mieux, avoir la possibilité d'être debout, la possibilité de marcher. Être libre également d'émettre des sons, des gémissements sans se soucier d'être entendue ou de déranger.

Le toucher

Une main posée, celle du futur papa par exemple, délicatement ou encore fermement à un endroit stratégique signe une présence rassurante et dérive de la douleur.

La visualisation

Visualiser l'ouverture du col, visualiser la descente du bébé, se laisser porter par l'amour que l'on porte à son enfant et par l'amour qui nous entoure nous aide à positiver la douleur, lui donner sens.

L'abandon

Accepter de s'abandonner, de suivre notre guide, c'est-à-dire notre corps, notre douleur. C'est elle qui nous conduit à la rencontre avec notre bébé, qui nous guide pour savoir comment se mettre, comment se mouvoir pour aider notre bébé à venir au monde . L'abandon peut être aidé par le futur papa qui va par exemple bercer sa femme dans ses bras, l'aider à respirer, la masser ou lui caresser tendrement le front. Même avec la péridurale nos sensations de confort ou d'inconfort nous aident à savoir que nous sommes dans une bonne ou mauvaise position, il ne faut pas hésiter à se mouvoir avec l'aide du mari ou du personnel.

La confiance

Avoir confiance en ses capacités à y arriver, confiance en son corps, son bébé, confiance réciproque des personnes qui nous entourent, confiance en la VIE ! Le futur papa sera là en véritable coach pour aider la future maman à ne pas se décourager, à croire en elle, en eux, en ce bébé qui va les rejoindre bientôt !

Si on se laisse porter dans cette expérience, on se rend compte que dans l'accouchement se mêlent douleur, joie, étonnement, surprise, excitation et fierté mais pour cela il faut accepter ses limites avec humour et amour. On ne fait toujours que de son mieux ! Le jugement et la comparaison ne servent qu'à blesser le cœur et à le fermer. Mieux vaut utiliser l'expérience comme une extraordinaire occasion d'apprendre sur soi et d'avancer et c'est surtout l'aboutissement de ces neuf mois et enfin la rencontre tant attendue !

Au final, quel que soit le déroulement du travail (long ou pas, péridurale ou pas, difficultés ou pas...) et de l'accouchement (naturel ou non, césarienne ou pas..) ce jour-là sera surtout le jour de la naissance de votre enfant, le début de son histoire et le début de votre nouveau statut de parents et, rien que pour cela il restera un moment magique et unique. Alors je vous souhaite à toutes, à tous une très belle rencontre et une bonne naissance à tous les bébés !

Si vous souhaitez aller plus loin sur le sujet, je vous recommande la lecture du livre "*J'accouche bientôt et j'ai peur de la douleur*" de Maitie Trelaun, éditions Le souffle d'or, dans lequel l'auteur traite de la douleur, de l'abandon et du lâcher prise.

Un accouchement à l'hôpital respecté

Il n'est pas simple de sauter le cap et de faire les démarches pour accoucher à domicile. Un accouchement à domicile est une aventure qui peut effrayer. Nombreuses mamans invoquent qu'elles préfèrent accoucher à l'hôpital, qu'elles ont peur que les choses ne se passent pas bien, qu'il y ait une urgence médicale, une complication pendant l'accouchement ou juste après. Elles se sentent plus en confiance en milieu hospitalier et plus rassurées pour gérer les éventuels imprévus.

Même en milieu hospitalier, il est possible d'avoir un bel accouchement, un accouchement naturel qui se rapprocherait d'un accouchement à domicile par la façon dont il se déroule, très peu médicalisé, avec un personnel hospitalier très effacé et où le personnel médical tente de respecter au maximum votre désir d'intimité. Bien évidemment, ce ne sera jamais pareil, mais on peut tenter de s'en rapprocher afin d'avoir un accouchement à l'hôpital respecté.

Un plan de naissance

Écrivez un plan de naissance dans lequel vous expliquez comment vous aimeriez que les choses se passent. C'est une bonne façon pour vous de faire le point sur vos désirs. Si par exemple vous ne souhaitez pas que l'on vous propose la péridurale, écrivez. Dans tous les cas, restez réaliste dans vos désirs.

Être sur la même longueur d'ondes que votre gynécologue

Discutez avec votre gynécologue de votre plan de naissance, point par point, afin d'être sûre que les choses sont réalisables. Assurez-vous qu'il partage exactement la même vision que vous. Si par exemple vous ne souhaitez pas accoucher en position allongée et que cela lui pose problème, il va falloir trouver un terrain d'entente.

Avoir un partenaire plus qu'impliqué

Votre partenaire doit être impliqué à 100%, il doit connaître vos souhaits afin de pouvoir vous soutenir le jour J, afin de s'assurer que le personnel médical ira dans la direction souhaitée. Il pourra ainsi répondre à certaines questions à votre place, vous soutenir et faciliter la communication avec le personnel médical.

Accoucher avec la sage-femme qui vous a suivie

Si vous avez été suivie par la même sage-femme pendant votre grossesse, essayez de voir s'il est possible que cette sage-femme soit présente le jour de votre accouchement. Vous avez construit une relation de confiance, sa présence le jour J vous rassurera vu qu'elle vous connaît et qu'elle sait exactement ce que vous souhaitez.

Pouvoir être entourée d'une amie très proche pendant votre accouchement

Lors des accouchements à domicile, il n'est pas rare d'être entourée d'une amie proche, présente pour vous soutenir. En général cette amie partage la même philosophie de l'accouchement que la vôtre, et sa présence vous donne de la force, vous fait du bien. Demandez à votre gynécologue s'il est possible qu'elle soit présente le jour J, en plus de votre partenaire.

Être préparée, connaître les différentes étapes de l'accouchement

Pour que votre accouchement se passe dans la sérénité, autant que possible, faites une bonne préparation. Informez-vous sur les différentes étapes de l'accouchement. Le fait d'être informée vous donnera une certaine sérénité face aux événements. Cela vous évitera de paniquer, d'avoir peur et vous garderez mieux le contrôle face aux différents événements.

Être actrice de son accouchement

Même si vous accouchez en milieu hospitalier, vous avez votre mot à dire sur certaines décisions (bien sûr dans un contexte où ni votre vie, ni celle de votre bébé ne sont en danger). Par exemple si le travail n'avance pas assez vite, que vous vous dilatez trop lentement, et que l'on vous propose d'accélérer le travail avec de l'ocytocine alors que le bébé supporte bien les contractions, vous avez le droit de dire non, et de demander des conseils pour accélérer le travail autrement. Si vous étiez allongée, vous pouvez par exemple vous mettre debout, marcher pour essayer de faire jouer la gravité. Vous pouvez demander une "swiss ball" ou essayer d'autres choses. Vous n'êtes pas obligée de prendre l'ocytocine parce qu'on vous dit qu'il faut la prendre. Bien sûr tout cela n'a de sens que si vous n'avez pas de péridurale.

Pouvoir être dans sa bulle aussi souvent que possible

Pendant le travail, vous avez envie et besoin de rester connectée avec votre partenaire, de rester dans cette bulle que vous avez formée. Vous gérez les contractions ensemble, vous partagez des moments d'intimité. Et les allées et venues répétées des sages-femmes peuvent venir briser cette équilibre, cette osmose. Demandez s'il est possible que le personnel médical ne vienne pas vous voir trop souvent.

Avoir sa propre musique

Essayez de récréer une atmosphère qui vous rappelle votre chez vous. La musique est une bonne façon d'y arriver. Constituez votre playlist, choisissez des chansons qui vous transportent, des chansons qui vous donnent de la force et faites-les tourner en boucle pendant le jour J.

Ne pas porter de blouse d'hôpital

Une bonne façon de ne pas avoir l'impression d'être dans un hôpital est de ne pas porter de blouse d'hôpital, blouse qui vous donnerait l'impression d'être une patiente alors que vous êtes juste sur le point de donner la vie. À la place d'une blouse, optez pour des vêtements confortables, une jupe et un haut par exemple.

Avoir la liberté d'accoucher dans la position de son choix

Vous le savez peut-être déjà, mais la position allongée, dite gynécologique, est la pire position pour accoucher, mais la meilleure position pour le gynécologue, puisque vous vous retrouvez à bonne hauteur. Dans certains hôpitaux, vous n'aurez pas d'autres options que celle-là, ou encore il va falloir batailler pour qu'on vous laisse accoucher dans une autre position. D'où l'importance que votre gynécologue et votre partenaire soient sur la même longueur d'ondes que vous. Dans tous les cas, vous êtes et restez actrice de votre accouchement.

Pouvoir repousser tous les examens de routine non obligatoires après la naissance

Juste après la naissance, il y a des examens de routines qui sont faits sur le bébé, mais qui pourtant pourraient être repoussés afin de vous laisser vous et votre bébé. Si votre bébé va bien, demander à ce que ces examens soient repoussés afin de pouvoir profiter de lui.

Abuser du peau à peau après l'accouchement

Dans le cas d'une naissance sans problèmes où le bébé et la maman se portent bien, il n'y a pas vraiment de raisons que le bébé soit séparé de sa maman juste après la naissance. Que ce soit pour la toilette, pour prendre ses mensurations ou faire les premiers examens, il n'y a alors pas d'urgence et les bébés devraient être mis aussitôt, après leur naissance, en peau à peau, sur la poitrine de leur maman, et devraient pouvoir y rester un long moment.

Le peau à peau est la meilleure façon de faire connaissance avec votre bébé. Vous allez pouvoir découvrir son petit corps, le caresser, le sentir, lui faire des bisous, lui parler. De même, il va pouvoir découvrir l'odeur de votre peau, votre odeur. Après l'avoir porté pendant neuf mois, le peau à peau est le contact le plus proche que vous puissiez encore avoir avec votre bébé. Et la chaleur de ce petit corps chaud sur le vôtre est tellement agréable !

Le peau à peau va aussitôt réduire le stress de votre bébé provoqué par l'accouchement et la venue dans ce monde qui lui est inconnu. Le bébé mis en peau à peau sur sa maman arrête de pleurer presque immédiatement et est apaisé. Non seulement c'est réconfortant pour lui d'entendre les battements de votre cœur qu'il a entendus pendant de nombreux mois, mais en plus cela lui permet de réguler son propre rythme cardiaque.

De la même manière le peau à peau aide également votre bébé à réguler sa température grâce à la vôtre. Il favorise la production d'ocytocine, hormone de l'attachement, qui permet de créer et renforcer le lien avec votre bébé. Un bébé mis en peau à peau sur la poitrine de sa maman va chercher le sein au bout d'un certain temps pour pouvoir téter.

Il y a tant de bénéfices au peau à peau, c'est un moment de douceur et de plénitude tellement agréable pour la maman et le bébé qui viennent de vivre l'accouchement ! Alors il ne faut surtout pas s'en priver quand cela est possible et surtout bien le savourer. Pour les mamans qui ne peuvent pas "pratiquer" le peau à peau après la naissance pour des raisons médicales, c'est souvent le papa ou l'accompagnant qui effectuera ce premier geste, le temps que la maman puisse le faire.

Restez en peau à peau aussi longtemps que possible avec votre bébé.

Repousser le bain de naissance de quelques jours

Il est de plus en plus courant de reporter le premier bain à 2 ou 3 jours après la naissance. Mais certaines mamans ont encore à cœur de faire la toilette de leur bébé juste après la naissance parce qu'elles le trouvent sale et gluant, parce qu'elles veulent qu'il soit propre pour porter sa jolie tenue de naissance.

À la naissance la majorité des bébés sont recouverts d'un peu de sang, celui de la maman, et de vernix, une substance blanc gris grasse dont la texture s'apparente à une crème épaisse ou du beurre. Le vernix possède un véritable pouvoir hydratant, il est absorbé par la peau de bébé et la protège. En retardant le bain de quelques jours, vous permettrez au vernix de bien pénétrer la peau de bébé.

Les bébés ont du mal à réguler leur température à la naissance. En effet un nouveau-né, nu, exposé à une température ambiante de 23 °C subit les mêmes pertes thermiques qu'un adulte nu à 0 °C, sachant qu'il faudra au bébé plus d'une heure pour récupérer sa température de départ. Le vernix aide le nouveau-né à réguler sa température.

Il n'y a donc pas d'urgence à donner ce premier bain et l'OMS recommande de le reporter dans les jours suivant l'accouchement.

La plupart du temps, les bébés sont essuyés après la naissance, il n'y a plus vraiment de sang, mais demeure une couche de vernix qui donne aux cheveux du bébé un apparence "effet mouillé".

Enfin, l'odeur des bébés à la naissance est simplement délicieuse. Et si les bébés étaient vraiment sales et qu'ils avaient tant besoin d'un bain, ils ne sentiraient pas si bon. Au lieu de vous focaliser sur la toilette de votre bébé, profitez-en plutôt pour faire une longue séance de peau à peau, chair contre chair. Savourez !

Avoir le contrôle sur son séjour à la maternité

Si vous accouchez en milieu hospitalier, quelques heures après votre accouchement, vous irez dans votre chambre où vous séjournerez en moyenne 2 à 3 jours. Ces premiers jours sont importants, ils marquent le début de votre nouvelle aventure avec votre bébé et il est donc souhaitable qu'ils soient aussi agréables que possible. Même si il est difficile de pouvoir tout maîtriser lors de son séjour à la maternité, il est possible de contrôler certaines choses.

Limitez le nombre de visiteurs. Vos proches, votre entourage sont heureux que votre bébé soit né, que tout se soit bien passé. Tout le monde n'a qu'une hâte, c'est de faire sa connaissance, de vous voir, de vous féliciter, ce qui est tout à fait naturel. L'idée de voir tout le monde vous réjouit certainement vous aussi, mais n'hésitez pas à limiter le nombre de visiteurs afin de ne pas vous retrouver débordée et de ne pas trop vous fatiguer non plus. Vous venez de vivre un accouchement, il est important de pouvoir vous reposer, de dormir, de récupérer. Demandez plutôt que l'on vienne vous rendre visite à la sortie de la maternité, quand vous serez plus reposée et disponible.

Limitez la durée des visites autant que possible. Tout comme le nombre de visiteurs, il est préférable que la durée des visites soit courte afin que vous puissiez vous reposer. Voyez votre séjour à la maternité comme un temps qui vous est alloué pour récupérer de votre accouchement et reprendre des forces avant le retour à la maison.

Dormez, reposez-vous! Encore une fois, vous venez d'accoucher, ce qui vous a demandé beaucoup d'énergie. Vous avez vécu des émotions fortes, au niveau hormonal c'est le déluge. Et physiquement, vous avez peut-être quelques maux ici et là. Prenez donc le temps de dormir, de vous détendre, au calme, tout simplement. Du moins, tant que bébé n'a pas besoin de vous!

Le temps que vous passez à la maternité, passez-le avec votre conjoint(e). Ce bébé, c'est une nouvelle aventure qui commence pour vous, votre conjoint(e), pour votre couple. Passez un maximum de temps ensemble afin de démarrer ensemble cette relation avec votre bébé et de pouvoir profiter à deux de votre petit trésor, de ses premières heures de vie. Si votre chambre le permet, votre conjoint(e) devrait également passer ses nuits avec vous et le bébé. Si vous avez de jeunes enfants, si vous le pouvez, faites-les garder par leurs grands-parents, les tatas, tontons ou par des amis afin de ne pas les avoir en permanence à la maternité. Vous aurez bien le temps d'être tous ensemble!

N'hésitez pas à dire aux infirmières de repasser. Pendant votre séjour à la maternité, les infirmières vont venir vous voir régulièrement afin de prendre vos signes vitaux, ainsi que la température du bébé, le but étant de s'assurer que tout va bien pour vous deux. Mais si au moment de leur passage, vous ou votre bébé dormez, n'hésitez pas à leur demander gentiment de revenir un peu plus tard (30 minutes - 1 heure) afin de ne pas déranger votre sommeil ou celui de votre bébé. Ces mesures peuvent attendre quelques minutes quand il n'y a pas d'urgence.

Demandez de l'aide si vous en avez besoin. Vous êtes dans un milieu hospitalier, entourée de professionnels, c'est donc pour vous l'occasion de poser toutes vos questions si vous en avez. Si vous avez le moindre doute, même si certaines questions peuvent vous paraître bêtes, n'hésitez pas à en faire part au corps médical. Si vous ne savez pas comment vous y prendre pour changer les couches, pour habiller votre bébé, pour allaiter, si vous avez peur de mal faire, demandez à être assistée, si cela peut vous rassurer. Ne rentrez pas chez vous avec vos doutes et vos interrogations.

Portez votre bébé. Après 9 longs mois passés au chaud, votre bébé est enfin là. C'est une sensation étrange de ne plus l'avoir en vous et pour votre bébé, qui n'a connu que la vie in utero, c'est tout nouveau. Pendant votre séjour à la maternité, profitez de votre bébé, portez le contre vous, faites du peau à peau, bercez-le. Ne le laissez pas dans son berceau loin de vous. Portez-le autant que vous le pouvez, il appréciera d'être dans vos bras.

Bien organiser son retour de la maternité

Le retour de la maternité peut parfois être très compliqué. Pendant tout le séjour à la maternité on a été bien encadrés, chouchoutés et là d'un coup on se retrouve seuls. Il faut trouver une nouvelle organisation, ce qui va prendre un peu de temps, et les premiers jours à la maison sont donc les plus difficiles.

Voici quelques conseils pour mieux gérer les premiers jours qui suivent le retour de la maternité :

Limitez les visites

N'hésitez pas à dire NON aux personnes qui souhaitent vous rendre visite si vous êtes trop fatiguée. Avoir du monde à la maison, c'est agréable c'est sûr, mais dans votre cas, cela peut vous fatiguer encore plus que vous ne l'êtes déjà. Alors n'hésitez pas à leur dire que vous préférez repousser la visite aux prochains jours.

Faites des réserves de plats cuisinés

Avant votre accouchement, faites des stocks de nourriture dans votre congélateur pour ne pas avoir besoin de passer aux fourneaux au retour de la maternité. Même s'il est vrai que vous pouvez toujours vous faire livrer différents types de nourriture (pizza, plats japonais, etc.), vos plats seront plus sains, surtout si vous allaitez. Alors cuisinez en quantité industrielle afin qu'au moment des repas vous n'ayez simplement qu'à décongeler vos plats.

Qu'on cuisine pour vous

N'hésitez pas à demander à vos amis ou membres de votre famille de vous ramener un plat chaque fois qu'ils vous rendront visite. Vous ne les dérangerez pas, si vous comptez pour eux, ils le feront volontiers et seront contents de vous aider. Si vous êtes fatigués, vos amis (ou membres de la famille) peuvent simplement venir vous déposer votre plat cuisiné avec amour et repartir ensuite pour vous laisser vous reposer.

Qu'on fasse les courses pour vous

Une fois de plus, n'hésitez pas à demander à vos amis ou la famille de faire quelques courses pour vous. Cela vous allègera, vous et votre conjoint(e), et vous pourrez profiter du temps économisé pour faire une petite sieste. Vous pouvez aussi faire vos courses en ligne et vous faire livrer chez vous.

Les tâches ménagères

Contentez-vous du minimum viable. N'essayez pas d'atteindre la perfection et de tenir votre maison comme vous le faisiez avant d'accoucher. Le but est de passer un minimum de temps dans les tâches ménagères, de continuer d'habiter dans un environnement propre et sain, et de pouvoir mettre le maximum de son attention sur le bébé et vous-même.

Ne le réveillez pas quand il dort

Les personnes qui viendront vous rendre visite voudront la plupart du temps voir le bébé, le porter. Mais lorsque ce dernier dort paisiblement, cela peut-être vraiment embêtant qu'on vous "le" réveille. Donc n'hésitez pas à dire à vos invités que votre bébé dort et qu'ils vont devoir attendre qu'il se réveille s'ils souhaitent le voir. Cela peut sembler égoïste, mais si vos invités réveillent votre bébé, après leur départ, c'est vous qui aurez à gérer le fait que sa sieste a été interrompue et qu'il est énervé.

1 Visite = 1 Babysitting

Si vous recevez la visite d'une amie, que votre bébé est réveillé et que vous êtes fatiguée, demandez à votre amie de garder votre bébé pendant que vous irez faire une petite sieste. Ne soyez pas embêtée à l'idée de ne pas lui tenir compagnie et filez vous reposer!

Les premiers jours ou premières semaines qui suivent le retour à la maison après l'accouchement sont vraiment éprouvants. Pour les vivre au mieux, n'hésitez pas à demander de l'aide à votre entourage pour les différentes tâches, afin de vous alléger, de pouvoir mettre toute votre attention sur votre bébé et de pouvoir vous reposer.

Écrire son récit d'accouchement

Les récits d'accouchement, quand ils sont bien écrits, sont capables de nous faire vivre ou revivre ce moment avec toute son intensité. Et ce n'est pas le type d'accouchement (avec ou sans péri, à la maison, etc.) qui fait l'intensité d'un récit, mais c'est la personne qui le raconte et la façon dont l'histoire est racontée. Tous les récits d'accouchement ne relatent pas des accouchements à "sensations fortes", mais pourtant, ils ont chacun cette magie qui fait qu'à la fin on repart avec une petite larme au coin de l'œil, tout simplement parce qu'ils sont vrais.

Voici quelques conseils pour écrire son récit d'accouchement :

N'attendez pas trop longtemps

N'attendez pas trop longtemps pour écrire le récit de votre accouchement. Plus vous attendrez et plus certains éléments deviendront flous, ou complètement inexistants dans votre mémoire. De plus, plus votre accouchement est récent, et plus vous êtes sensibles, encore sur le coup des émotions et donc plus en mesure de les transmettre.

Rassemblez vos souvenirs

Avant de commencer l'écriture de votre récit, rassemblez vos souvenirs, refaites-vous le film de votre accouchement afin d'essayer de ne rien oublier. C'est un peu comme préparer une valise : vous préparez tous vos vêtements et une fois que vous avez tous les éléments, vous les rangez dans la valise. Rassemblez donc vos souvenirs, puis lancez-vous ! Si certains moments de votre accouchement sont flous, n'hésitez pas à demander à votre conjoint de vous donner des détails, s'il s'en souvient.

Écrivez-le d'un seul trait

Parce que si vous vous interrompez souvent, vous aurez du mal à garder le fil conducteur. De plus quand vous commencerez à écrire vous remarquerez que, très vite, vous serez concentrée et que tout se mettra en place tout seul. Ne vous coupez pas dans votre élan!

Écrivez pour vous

Ne pensez pas à ce que diront les éventuelles personnes qui liront votre récit d'accouchement. Il ne sert à rien de broder pour impressionner ou pour une autre raison. Ce récit est le vôtre, restez fidèle aux événements, ne vous occupez pas de ce que pourraient dire les gens. Quand vous le relirez plus tard, vous aurez envie d'être capable de revivre cet accouchement tel qu'il s'est vraiment passé, de vous identifier.

Pas de prise de tête

Il ne s'agit pas là d'écrire un essai sur lequel vous serez évaluée. Il n'y a pas de nombres de mots minimum non plus. Écrivez les choses telles qu'elles vous viennent, écrivez-les avec votre "style littéraire" habituel, votre ton habituel. N'allez pas chercher de vocabulaire sophistiqué, écrivez et décrivez les choses telles qu'elles se sont passées et telles que vous les avez ressenties.

Quelques retouches

N'hésitez pas à revenir sur votre récit d'accouchement une fois que vous l'aurez fini, et à y rajouter des détails. Cela vous permettra d'avoir un récit le plus fidèle possible à l'accouchement que vous avez eu.

Partagez-le, si vous le souhaitez

Certaines personnes souhaitent que leur récit d'accouchement reste privé. Mais si ce n'est pas votre cas, partagez votre récit d'accouchement avec vos proches, vos sœurs, amies, votre maman, belle-maman, ou pourquoi pas votre père ! C'est une belle façon de partager avec eux ce qui s'est passé le jour où vous accouchiez et qu'eux étaient impatients d'entendre la bonne nouvelle.

De plus, avant votre accouchement, vous avez certainement vous-même lu de nombreux récits qui vous ont inspirée, émue, aidée à mieux vous préparer. Partager son récit d'accouchement, c'est une jolie façon pour vous de contribuer et d'aider les autres mamans. Vous serez surprise de voir combien votre récit inspire et émeut les autres mamans et futures mamans.

Enfin, quand votre enfant sera adulte et qu'il attendra son premier enfant, vous pourrez partager avec lui le récit de sa naissance, et lui faire découvrir comment il est arrivé au monde. C'est un merveilleux cadeau, surtout si votre enfant est une fille.

Relisez-le à la date anniversaire

Les dates anniversaires des accouchements (qui sont également les dates anniversaires de nos ptits bouts) sont des dates très émouvantes. On se rappelle l'intensité de notre accouchement, l'arrivée au monde de notre enfant, et on réalise à quel point le temps est passé trop vite. On est nostalgique. Alors, à chaque anniversaire de votre accouchement, prenez le temps de relire votre récit et de le revivre. Vous redécouvrirez certains détails de ces moments, vous en serez très émue, mais heureuse d'avoir pris un jour le temps d'immortaliser votre accouchement.

Les paroles s'envolent, les souvenirs s'atténuent, les écrits restent. En écrivant votre récit d'accouchement, vous figez l'histoire de votre accouchement.

Le Vrai Corps Des Moms

Chères mamans, futures mamans,

La grossesse est un état de grâce, sentir la vie en soi est quelque chose d'exceptionnel. Notre corps devient le cocon de ce petit être que nous portons pendant 9 mois, puis quelques poussées plus tard, le voilà dans nos bras. Mais l'accouchement ne marque pas le retour à la normale. La grossesse marque notre corps de son empreinte. Celle-ci terminée, on aimerait bien clore le dossier "enceinte", et retrouver notre corps d'avant, mais la réalité est tout autre.

Il y a d'abord ces kilos de grossesse, ceux dont on a du mal à se débarrasser. Puis il y a ce ventre qu'on a du mal à perdre, la fermeté de la peau, ventre et poitrine, qui est altérée, les dérèglements hormonaux dont les manifestations sont diverses, et pour certaines, les vergetures qui ont fait leur apparition. Ces changements ne sont pas faciles à accepter, surtout lorsqu'on ne s'y attendait pas.

Pendant leurs grossesses, nombreuses sont les femmes qui parlent de ce moment où elles retrouveront leur corps d'avant, pourront de nouveau entrer dans leurs jeans fétiches, en d'autres termes de ce moment où les choses reviendront à la normale. On a envie de continuer d'être la même après la naissance de son bébé, on a envie de conserver la même image, le même physique qu'avant. Mais quand on s'embarque dans l'aventure de la grossesse pour la première fois, on est loin de s'imaginer que certains de ces changements sont irréversibles ou tout du moins difficiles à défaire. On s'y parfois avec innocence, pour le meilleur tout simplement.

L'image que nous renvoie notre corps le jour de l'accouchement est assez particulière, déroutante voire surprenante. Ce ventre encore si rond, mais si vide. On ne s'y attarde pas parce qu'on vient de donner la vie il y a quelques heures et qu'à ce moment-là, notre corps est bien le cadet de nos soucis. Et puis avec le temps, notre utérus reprend sa taille normale, nos organes se remettent en place et cela ressemble presque à un retour à la normale. Presque, sauf que la grossesse a laissé des traces et qu'il peut être difficile de se reconnaître.

Donner la vie, c'est donner de soi, de son corps, c'est accepter tous ces changements en échange de ce petit bébé, de ce grand bonheur. C'est vrai qu'il est difficile de réussir à se consoler ou de dire au revoir à ce corps d'avant grossesse. Le corps fait tellement partie de notre identité sociale aujourd'hui, mais il faut changer de perspective et prendre conscience qu'on a accompli quelque chose de merveilleux en portant et en donnant la vie.

À toi chère maman/future maman, ne sois ni trop dure, ni trop exigeante avec toi-même. C'est dans ce corps qu'a eu lieu le miracle de la vie, et ce corps raconte, à sa façon, cette histoire que tu es la seule à connaître.

Je sais qu'il n'est pas évident d'accepter tous les changements physiques après une grossesse. Il y a une telle rupture entre notre corps de jeune fille et notre corps de nouvelle maman. En s'embarquant dans l'aventure de la grossesse, on pense juste à faire un bébé, mais on est loin d'imaginer l'impact que cela va avoir sur notre corps et à quel point certains aspects physiques auxquels on est attaché vont changer définitivement.

Chère maman/future maman, j'aimerais que tu sois bienveillante envers toi-même et envers ce corps. Je souhaite que tu le regardes avec amour, sans le juger, sans le dénigrer. Que tes discours intérieurs à ton égard soient positifs et remplis d'amour, comme ils le seraient pour une copine que tu apprécies. Tu as accompli le plus beau miracle de la vie. Tu es si forte, si puissante et merveilleuse. Et si tu te surprends à avoir le morale dans les chaussettes à cause de ton nouveau corps de maman, rappelle toi que ce corps, c'est ton super pouvoir. You are Beautiful.

Pour finir, j'aimerai partager avec toi une campagne que j'ai créé sur le site Les Ptits Mwana[1] il y a quelques années intitulée "Le Vrai Corps Des Moms"[2] - une video youtube. C'est une ode au corps des mamans qui célèbre la beauté dans toute sa diversité, et qui a pour but d'aider les mamans à accepter leur corps. De nombreuses mamans ont accepté de partager des photos de leur corps pour apporter leur pierre à l'édifice. Je souhaite qu'elle te mette du baume au cœur.

---

[1]   http://www.lesptitsmwana.com/
[2]   https://www.youtube.com/watch?v=WmmkcZKJ27I

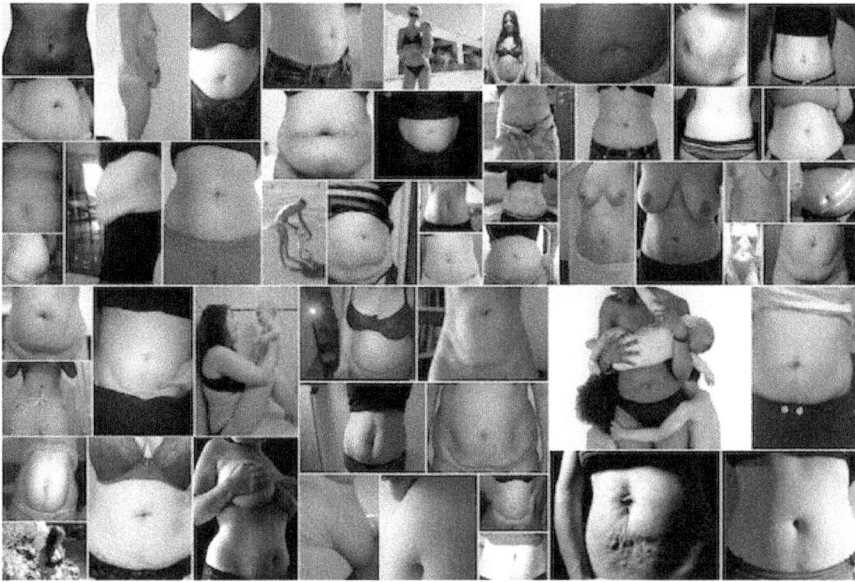

Aussi, tu trouveras ci-dessous des mini témoignages de mamans qui ont partagé leur nouveau rapport avec leur corps :

J'ai appris à aimer mon corps et à aimer mes vergetures, au point que je ne les vois même plus. Elles font partie de moi, j'ai l'impression d'avoir toujours été comme ça. Le corps est une fabuleuse machine, une belle usine qui fabrique le plus merveilleux des produits. J'aime mon corps, tel qu'il est, avec toutes ses imperfections qui le rendent si parfait. Vive les moms!

***

Mon ventre est une jolie crêpe comme je l'appelle affectueusement.

***

J'ai eu du mal avec mon ventre, mais ça va mieux, j'ai recommencé à mettre des bikinis et je l'assume. J'ai 3 enfants et les derniers sont des jumeaux, de gros jumeaux de plus de 3kg chacun à la naissance. Ils ont beaucoup distendu la peau de mon ventre. Mon mari dit qu'il adore mon ventre, qui a porté mes enfants, mais parfois j'ai du mal à le croire.

***

Je suis fière de mon bidon car il est la preuve de notre réussite. Il me rappelle qu'après 5 ans de lutte et grâce à la FIV, j'ai pu donner naissance à mon magnifique trésor. Il est encore plus important aujourd'hui car nous sommes repartis dans le protocole de FIV pour offrir à mon fils un petit frère ou une petite sœur. Même si pour l'instant c'est mal parti, mon bidon me rappelle de ne pas abandonner car on y est arrivé une fois. Vive les bidons des mamans!

***

J'ai eu 2 magnifiques enfants et je compte en avoir 2 autres alors ce n'est pas fini. Mon corps a beaucoup changé après ma 1ère grossesse pendant laquelle j'ai pris 25kg. Lors de ma 2ème grossesse j'ai pris 20kg. J'ai beaucoup de vergetures sur le ventre et mes seins ne sont plus comme avant. Malgré tout, je suis si fière d'être une maman même si mon ancien corps me manque quand même un peu. J'ai parfois du mal à l'accepter mais quand je regarde mes enfants je suis fière de les avoir portés.

***

J'ai donné naissance à mon fils à 21 ans. Lorsque j'étais enceinte, j'ai vu les vergetures apparaître une par une, j'ai beaucoup pleuré pour ça. Je me sentais coupable d'avoir grossi autant, de ne pas avoir fait attention à mon corps. Aujourd'hui mon fils est là, et lorsque je regarde mon ventre, c'est comme une boîte à souvenirs, chaque vergeture me rappelle un moment unique de ma grossesse. Et tant pis s'il n'est plus aussi beau qu'avant, après tout, qui peut critiquer le corps d'une maman qui a donné naissance à un enfant ? Le plus bel acte au monde.

***

Un bidon et des hanches qui n'ont pas eu l'élasticité suffisante pour supporter une grossesse. Et des kilos persistants. Mais ce corps a fabriqué une magnifique poupée.

***

Pourquoi femme aurais-tu honte de ce nouveau corps ?
Pourquoi le trouver laid ?
Tu n'es pas laide, tu es resplendissante de vie.
Tu n'as pas à avoir honte, tu as accompli un véritable exploit à l'intérieur de toi.
Femme! N'oublie pas d'où viennent ces marques, car c'est grâce à ton amour que ton enfant a pu grandir à l'intérieur de toi.
Tu n'as pas prêté ton corps, tu l'as donné pour qu'une autre vie s'y déploie.
Et chacune de ces marques, sur ton ventre, sur tes seins, te rappellent juste quel être exceptionnel tu es.
Ces marques sont tes traces d'amour, tes zébrures de bonheur, des tatouages indélébiles.
Porte-les comme tes bijoux les plus précieux et montre-les au monde.
Regarde-les avec les yeux du cœur et non avec des yeux remplis de jugements.

Voilà, nous y sommes ! C'est avec beaucoup d'émotions que je clôture ce livre. J'ai beaucoup d'amour et d'empathie pour les mamans, futures mamans, je crois au pouvoir de l'entraide et du partage. Je souhaite de tout cœur que ce petit moment passé ensemble t'aura été agréable. Retrouve moi sur instagram[3] si tu souhaites te connecter et partager avec d'autres mamans.

Chaleureusement.

---

3   https://www.instagram.com/jaccouche_le_livre/

À ton tour de prendre la plume ! Le chapitre qui va suivre, c'est le tiens, il t'appartient, c'est ton espace intime.

Tu peux l'utiliser pour prendre des notes, pour y coucher tes propres désirs, tes émotions et pour rêver ton accouchement. N'hésite pas à noter les choses qui t'ont inspirée ou interpellée qui pourraient t'être utiles. Tu peux tout aussi bien l'utiliser pour raconter l'histoire de ton propre accouchement. Fais-en ce qui te semble bon!

Je suis super excitée pour toi, pour ce nouveau chapitre de ta vie qui t'attend.

Mon espace intime

Fais toi confiance, fais confiance à ton corps.
Inspire profondément la confiance, le calme, la sérénité, l'amour et
expire tes peurs, tes angoisses et tes doutes. Ça va aller!
Je te souhaite un accouchement à la hauteur de tes espérances.

Chaleureusement.